临床麻醉系列丛书

U0233564

气道管理辅助技术

主　审　冯　艺
主　编　梁汉生　于　玲
编　者　（按姓氏笔画排序）
　　　　于　玲　北京大学肿瘤医院
　　　　冯　艺　北京大学人民医院
　　　　乔　青　北京大学人民医院
　　　　许军军　北京大学人民医院
　　　　孙宏伟　北京大学肿瘤医院
　　　　赵　红　北京大学人民医院
　　　　姜柏林　北京大学人民医院
　　　　姚　兰　北京大学国际医院
　　　　梁汉生　北京大学人民医院
绘　图　孟园园　北京中日友好医院
照片、视频　（按姓氏笔画排序）
　　　　果　旭　北京大学人民医院
　　　　梁汉生　北京大学人民医院
　　　　戴　天　北京大学人民医院

北京大学医学出版社

QIDAO GUANLI FUZHU JISHU

图书在版编目（CIP）数据

气道管理辅助技术 / 梁汉生，于玲主编．—北京：北京大学医学出版社，2019.9

ISBN 978-7-5659-2031-8

Ⅰ.①气…　Ⅱ.①梁…②于…　Ⅲ.①气管疾病－诊疗　Ⅳ.R562.1

中国版本图书馆 CIP 数据核字（2019）第 180467 号

气道管理辅助技术

主　　编：梁汉生　于　玲

出版发行：北京大学医学出版社（电话：010-82802495）

地　　址：（100191）北京市海淀区学院路 38 号　北京大学医学部院内

电　　话：发行部 010-82802230；图书邮购 010-82802495

网　　址：http://www.pumpress.com.cn

E-mail：booksale@bjmu.edu.cn

印　　刷：中煤（北京）印务有限公司

经　　销：新华书店

责任编辑：王智敏　　责任校对：靳新强　　责任印制：李　啸

开　　本：889 mm×1194 mm　印张：5.875　字数：143 千字

版　　次：2019 年 9 月第 1 版　2019 年 9 月第 1 次印刷

书　　号：ISBN 978-7-5659-2031-8

定　　价：55.00 元

本书由

北京大学医学科学出版基金

资助出版

主审简介

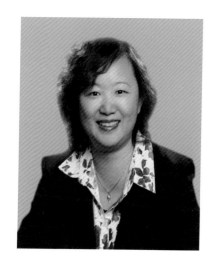

　　冯艺，医学博士，主任医师，教授，博士生导师。北京大学人民医院麻醉科、疼痛科主任。中华医学会麻醉学分会委员、疼痛学组副组长，中华医学会疼痛学分会手术与创伤后慢性疼痛组组长，中国医师协会麻醉学医师分会常委。

主编简介

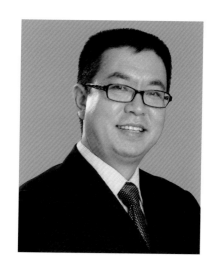

　　梁汉生，北京大学麻醉学硕士，副主任医师，现就职于北京大学人民医院麻醉科。美国宾夕法尼亚大学访问学者。中国中西医结合学会麻醉专业委员会委员，中国针灸学会针麻分会第五届委员会委员，中华医学会麻醉学分会中西医结合麻醉学组委员，中国民族医药学会教育分会理事，北京中西医结合学会麻醉与镇痛专业委员会委员，北京医学会麻醉学分会气道管理学组委员。

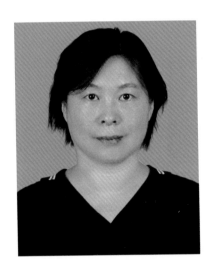

于玲，中国协和医科大学医学博士，现就职于北京大学肿瘤医院麻醉科，副主任医师。曾工作于北京大学人民医院麻醉科。工作中对于气道管理的教学十分关注，负责科室纤维光镜引导气管插管技术培训以及院内气道管理的继续教育。擅长婴幼儿麻醉、困难气道处理和危重病人的处理。

序 一

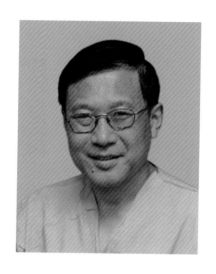

　　2018 年初，梁汉生医生于宾夕法尼亚大学附属医院麻醉科交流学习期间，多次表达了编写一部气道管理相关书籍的愿望。不日之前，收到梁汉生医生的邮件，邀请我为其新著《气道管理辅助技术》作序，荣幸之余，亦倍感其为新书付诸的巨大心血。虽然困难气道管理辅助工具及技术的持续增加极有可能改善患者的临床结局，但气道实践者面临的问题是：在某一困难气道情况下选用哪种工具最为合适。每种工具的固有特征在一些情况下可能成为优势，而在其他情况下则可能背道而驰。患者自身的疾病和解剖改变均可影响特定气道管理技术的性能，且成功的气道干预可能需要联合应用不同的工具和技术。因此，气道管理者应结合自身的临床经验和技术优势制订适合自己的气道管理策略。此书颇为全面

地展示了常用气道管理辅助技术，并且增加了目前较为先进的气道管理技术——纤维光镜引导气管插管技术、氧瞬得窥喉镜应用和声门上喷射通气（SJOV）技术等。本书辅以作者职业生涯中积累的珍贵图片及视频，并且增加了困难气道查房的内容，最大程度模拟出临床实践中处理困难气道的现实场景。这是一本精致、通俗的气道管理书籍，也是一本很优秀的修习范本。它既能弥补当前气道管理教学上的缺憾，也可推进气道管理流程化，帮助读者学会临床上气道管理难题的破解方法，化繁为简，进而成为一位理性、睿智的气道管理实践者。

国际气道管理学会主席
宾夕法尼亚大学附属医院麻醉与危重症医学科终身教授
魏华锋

2019.6.6 于美国

序 二

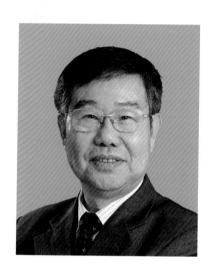

　　气道管理技术是指能确保患者的呼吸道处于开放和通畅状态的技术。麻醉医师在人工呼吸的实施、人工气道的建立和围术期人工气道的维护等方面，无论对正常气道还是困难气道，都具有丰富的实践经验，并形成了一套系统的气道管理理论，气道管理已成为麻醉学科的一项核心技术。现今，气道管理技术不仅是每位麻醉专业医师必须熟练掌握的临床技能，而且在急救复苏、重症医学等学科也得到广泛的应用。随着现代科技的发展，针对不同气道的解剖特点和临床需求，设计了多种安全、有效和舒适的人工气道，和更为方便的气道管理辅助工具（包括可视技术）。这不仅能提高气道（尤其是困难气道）管理能力和临床质量，并可显著减轻气道损伤，降低并发症。因此，如何正确评估气道，选用

合适的人工气道，合理和熟练使用气道管理辅助工具，规范困难气道的处置程序等，是摆在临床医师面前的一项重要任务。《气道管理辅助技术》一书在系统介绍气道管理理论的基础上，不仅描述了传统的和现代的气道管理辅助工具的结构、适用性能及注意事项，并对各种辅助技术的规范化操作程序和临床处理技巧等做了详尽的介绍，内容丰富、新颖、实用。本书的出版无论是对麻醉专业还是非麻醉专业人员来说，对其理解和掌握气道管理技术，无疑都很有帮助；对于提高气道管理质量将起到促进作用。本书是值得一读和拥有的好作品。祝贺《气道管理辅助技术》的出版发行。

原北京大学人民医院麻醉科主任
原北京大学医学部麻醉学系主任
2016 年 CAA "中国杰出麻醉医师"

2019.6.12

前　言

　　有效的气道管理不仅仅是临床麻醉医师、急诊科医师和重症治疗中心医师应该掌握的一项重要技术，也是其他科室医师应熟练应用的技术。在许多紧急的情况下，临床医师是否能在极短的时间内进行有效的气道管理，对于重症、急症患者的生命转归起着关键作用。本书的编写旨在提高临床各科室医师的气道管理水平，希望对各位医师有所帮助。

　　有效的气道管理就是保持气道无分泌物、无污染、无梗阻并最大程度将并发症减少到最小。面对危重患者，最重要的任务就是确保患者有效通气和充分氧合，并且要维持气道开放。对气道管理要求熟悉正常和异常解剖以及异常状态带来的变化。专业气道管理者必须掌握的知识包括相关理论、疾病判断、系列技术和对可能出现的意外事件的处理计划。

　　为了更好地理解和掌握气道管理技术，我们编写了这本手册。本气道辅助技术视频包括传统的气管插管技术、口咽通气道置入技术、喉罩通气技术，还增加了目前较为先进的气道管理技术——氧瞬得窥喉镜应用技术。在视频录制过程中，感谢北京大学人民医院各位同仁的鼎力支持和倾情主演，感谢后期制作人员的耐心合作。

2018 年 12 月 12 日于北京

目　录

视频目录

气道应用解剖

推荐学习对象及掌握程度：非急救医务人员（**了解**）；急救医务人员：麻醉医师（**掌握**）、急诊科医师（**熟悉**）、ICU医师（**熟悉**）

关键点

- 在没有人工气道的情况下，颈部伸展或下颌骨向前伸展可改善气道开放性。
- 除声门外，两个突起的杓状软骨，在喉镜暴露不理想的情况下是气管内插管的重要解剖标志。
- 患者伸舌坐位时，口咽部和口腔之间咽峡内的所有结构均能窥见时，提示直接喉镜下行气管内插管无困难。
- 颈部屈曲可使气管内导管向尾侧移动，颈部伸展使气管导管向头侧移动。

　　临床上的气道管理，是使用气管插管、喉罩、口咽、鼻咽通气道等人工气道管理工具，将其置入患者的气道中，也可用手法开放气道来维持患者的通气氧合。所以，熟悉气道解剖尤为重要。气道在解剖学上称为呼吸道，分为上呼吸道和下呼吸道。本章主要讲解与呼吸道密切相关的口腔、鼻腔、咽部、喉腔和气管的解剖。

第一节　上呼吸道解剖

一、口腔

口腔分为口腔前庭和固有口腔两个部分。二者的分界线为上下牙弓。口腔前庭位于前外侧部，是狭小的缝隙。其外侧是唇和颊侧黏膜，内侧是上下牙弓（**图1-1**）。固有口腔的外侧和两侧面是上下牙弓，上方为硬腭和软腭，舌体的前2/3和反折至口腔底部的黏膜构成固有口腔的底部。牙齿的位置固定，一般常以上切牙处气管导管的深度标记气管插管深度。

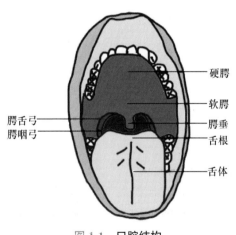

图1-1　口腔结构

软腭是硬腭后缘向后下的延伸。软腭后部向下移行为腭帆，腭帆后缘中央、下垂的乳头样突起称为悬雍垂。腭帆向两侧下方发出两条弓形的黏膜皱襞，前方的皱襞延续至舌根，称为舌腭弓；后方的黏膜皱襞延续至咽壁，称为咽腭弓。口咽部在舌腭弓处开口于口腔，舌腭弓是舌前 2/3 和舌后 1/3 之间的分界标志。扁桃体位于咽腭弓和舌腭弓之间三角形的空间内，是口咽部重要的解剖标志。

 小贴士

　　存在扁桃体肥大或脓肿及软腭、悬雍垂和舌根部水肿或其他病变时，对**面罩通气和气管内插管**是一个挑战。

　　两侧的舌腭弓和上面的悬雍垂以及软腭的游离缘和下面的舌背共同构成环状的狭窄部分，称为咽峡。在气管插管前气道评估中，**Mallampati 试验**就是通过评估咽峡、扁桃体和悬雍垂的可见度来预测直接喉镜显露声门时的困难程度。固有口腔向后经咽峡与咽相通。

二、咽

　　咽是前后略扁，上宽下窄的漏斗状肌性管道。从蝶骨延伸到第 6 颈椎（C_6）水平，平行于脊椎，位于颈椎前。咽部前壁自上而下分别与鼻腔、口腔和喉腔相邻。按其各亚部位命名为鼻咽部、口咽部和喉咽部（**图 1-2**）。自颅底延伸到平寰椎（C_1）尾端的软腭处称为鼻咽部。自 C_1 尾端到平 C_3 尾端是口咽部，其前方界限是舌前 2/3 和舌后 1/3 之间的连接

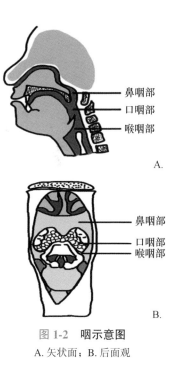

　　鼻咽部
　　口咽部
　　喉咽部

A.

　　鼻咽部
　　口咽部
　　喉咽部

B.

图 1-2　咽示意图
A. 矢状面；B. 后面观

部。喉咽部在平 C_6 处与食管融合。在口咽浅筋膜和椎骨前筋膜之间是咽后部间隙，这样咽部在吞咽时可自由活动。咽后部的脓肿可沿此间隙浸润至上纵隔。

（一）鼻咽部和鼻腔

鼻咽部的前方通过鼻后孔与鼻腔相通，后方是 C_1 和 C_2 椎体，顶端是蝶骨体和枕骨底部构成的穹窿状顶，下方与口咽相通。鼻腔分为鼻前庭和固有鼻腔。固有鼻腔的底部是口腔的顶部，由软腭和硬腭组成。固有鼻腔顶壁是筛骨的筛板和颅前窝。与固有鼻腔相连的鼻后孔的顶部是枕骨和蝶骨。

 小贴士

> 颅底骨折时，不要经鼻置入气管导管、鼻咽通气道和鼻胃管，因有进入颅腔的可能。

鼻中隔常偏向一侧，所以两侧鼻腔不一致。在经鼻气管插管前，应检查鼻腔是否通畅。鼻腔侧壁上三个鼻甲的皱褶表面有过滤和湿润吸入气体的作用。

小贴士

> 覆盖在鼻甲表面的血管和黏膜极易出血，在经鼻气管插管时，应该预先对鼻腔表面局部使用血管收缩剂。下鼻甲是限制气管导管通过鼻腔的重要部位。此时导管应与面部垂直通过下鼻甲下方的腔隙，且最好旋转导管，使其前端的斜面正对鼻甲，以防鼻甲出血。鼻腔导管在出鼻后孔时，也容易有咽扁桃体出血。咽扁桃体是卵圆形淋巴结组织（当肥大时称为增殖腺），位于鼻咽顶部和 C_1 表面，经鼻气管插管时，该部位易出现梗阻和出血。

（二）口咽部和口

口咽部是口腔向后延续，位于软腭和会厌上缘平面之间。正常情况下，咽部组织有足够的张力维持上呼吸道的通畅。而昏迷或麻醉患者，舌根部会向口咽后壁下坠，引起不同程度的气道梗阻。如果同时患者存在自主呼吸，吸气负压使松弛的咽壁向内塌陷和闭合，会加重气道梗阻。在这个水平上成功地解决了气道梗阻相当于气道管理成功了大半。**在没有人工气道的情况下，头颈部后仰和下颌骨向前伸展可改善气道开放程度。**

三、喉

喉的矢状面： 喉以软骨作为支架，软骨间以韧带、关节和肌肉连接。组成喉的软骨包括会厌软骨、甲状软骨、环状软骨和六块成对的小软骨，分别是杓状软骨、小角软骨、楔状软骨（**图 1-3**）。喉腔就是以喉软骨作为支架，内附黏膜构成的腔隙。上端与喉咽部相连，下端在环状软骨水平与气管相连。由于喉的后面正对着口咽部和食管，所以从喉口部逸出的气道分泌物可以到食管上口，同样从食管内反流的液体或固体也容易进入喉入口。

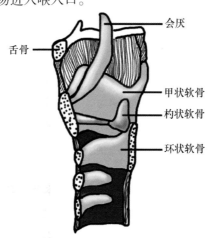

会厌

舌骨

甲状软骨

杓状软骨

环状软骨

图 1-3　喉的矢状面

在喉的两侧，杓状会厌皱襞下方有梨状隐窝（图1-4）。

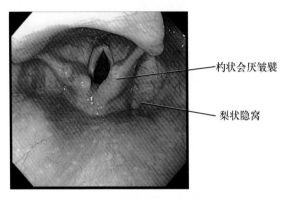

杓状会厌皱襞

梨状隐窝

图1-4　纤维光镜下的喉部

 小贴士

喉罩对位：对位好的喉罩通气道（laryngeal mask airway，LMA）密闭部位下方是杓状软骨和环状软骨之间的环咽肌肉、喉罩的顶端贴在食管括约肌上，上方是舌根和扁桃体以下，侧面是梨状隐窝。

盲探插管：在经鼻盲探或光棒引导气管内插管期间，导管若进入梨状隐窝，应后退导管几厘米，然后旋转进入声门。

喉的前面观：甲状软骨是组成喉的软骨中最大的，位于C_5水平。甲状软骨上面是甲状软骨切迹和喉结，这是一个重要的解剖标志（**图1-5**），但女性却很小。甲状软骨向后延伸的上角指向头侧的舌骨，延伸的下角与环状软骨形成关节。环状软骨位于喉的最下部，前窄后宽。在C_6水平中线处，环状软骨和甲状软骨之间以**环甲膜**相连。

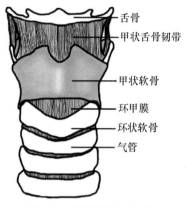

图 1–5 喉前面观示意图

环甲膜易于触及并且此部分无血管，可在此处进入气道行紧急环甲膜切开术或置入套管，或经此进行局部麻醉药喷洒、高频喷射通气或逆行导丝引导插管。但新生儿，其甲状软骨和环状软骨之间缝隙几乎不存在。所以在体表几乎无法确定环甲膜的位置。

环状软骨板后面上方有成对的杓状软骨，杓状软骨正上方突起附有小角软骨，前方和侧面的突起附着声带和各种相应喉内肌。楔状软骨呈圆柱状，位于小角软骨的前上方，小角软骨和楔状软骨包埋在杓会厌皱襞中，形成声门裂后部的两个白色突起。在喉镜暴露不理想情况下，这两个白色突起是气管内插管的重要解剖标志。环咽肌起源于环状软骨，围绕食管形成食管上括约肌。**环状软骨是上呼吸道唯一完整的软骨环。**

小贴士

麻醉患者，将环状软骨压向 C_6 可模拟食管上括约肌的作用，防止胃内容物的反流。

年龄越小的小儿，其喉的位置越高。以环状软骨下缘水平与颈椎的对应水平为例。早产儿和新生儿的高度相当于第 3 颈椎水平；3 个月的婴儿约相当于第 4 颈椎水平；6 岁时降至第 5 颈椎水平以下；到青春期时可与成人相似，至第 6 颈椎水平。儿童的会厌形状与成人不同，儿童一般呈 Ω 形且明显短于成人，而成人会厌呈新月形或扁平状。**对婴幼儿使用弯喉镜片作用于会厌谷时，往往不能更好地暴露声门等喉内结构；可以使用直喉镜片，直接挑起会厌，暴露声门。**

第二节　下呼吸道解剖

下呼吸道包括声门下喉部、气管和支气管。气管起自环状软骨下缘，约平第 6 颈椎（C_6）水平。气管软骨环呈马蹄形，后部无软骨。

气管可因颈部伸展、转动和吞咽等动作而变换位置。颈部屈曲使气管导管向头侧移动。头低脚高体位或腹腔镜检查引起的胸膜、腹膜移位可使隆嵴向头侧移动。所有的这些操作均能使位置正确的气管内导管滑入支气管或将气管导管气囊自声门下移动至声门或声门上。

💡 **小贴士**

使用 X 线（x-ray）来确定气管导管的位置时，应注意如果使用贮片盒支撑患者胸部，去枕并伸展患者头部的情况下，确认气管导管的前端是否在气管内的判断方法常常是不准确的。

最后一个气管的软骨环在第 5 胸椎水平分叉成两个支气管，分别为左、右主支气管。分叉处的气管隆嵴是一矢状位的突起，在气管镜检查时是辨认左右主支气管起点的标志，见图**1-6**。

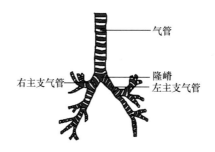

图 1-6　气管、隆嵴、左右主支气管示意图

　　成人右主支气管较粗短，约长 2.5 cm，与气管纵轴延长线约成 25° 角。与左侧相比，右主支气管更像气管的直接延续。左主支气管较右侧细长，约长 5 cm，与纵轴延长线约成 45° 角。3 岁以内的婴幼儿，两侧主支气管的夹角几乎相等。

小贴士

　　异物、吸入物质和吸引导管更容易进入右主支气管。气管插管过深时，也容易误进入右主支气管。

2 声门上气道装置

推荐学习对象及掌握程度：非急救医务人员（**熟悉**）；急救医务人员：麻醉医师（**掌握**）、急诊科医师（**掌握**）、ICU医师（**掌握**）

关键点

- 麻醉苏醒或昏迷的急诊患者，可采用半侧卧位，即下侧下肢伸直，另一侧下肢屈曲，下侧上肢弯曲，并且下侧颏部放置于床上。利于口腔内血液或呕吐物流出。
- 操作者手指对下颌过度的压力，易使气道梗阻加重。
- 托下颌的操作技术：操作者站在患者的头侧，拇指放在上颌骨处，其余手指则放在下颌角后部（双侧），向前、向上提起下颌骨，双手拇指可协助向下牵拉下颌。
- 口咽或鼻咽通气道是解决单纯喉上梗阻的最佳方法。
- 不恰当的放置通气道，反而会将舌根推至咽腔而加重阻塞，或引起喉痉挛，或引起牙、舌体和咽腔损伤。
- 口咽通气道的操作技术。**直接法**：在压舌板或直接喉镜的协助下，通气道外口指向足的方向置入口咽部。**逆转法**：先将通气道外口指向头的方向（即弯面向上）

置入口腔，然后一边旋转通气道 180°、一边推进通气道直至咽腔。

■ 不能维持有效通气的面罩通气困难，可用喉罩来改善通气。

■ 置入喉罩的障碍包括软腭、悬雍垂、咽扁桃体、口咽部角度、舌和会厌。颈枕尽量伸展的嗅物体位可避开这些组织。

■ 喉罩操作技术：**常规法**：头轻度后仰，操作者左手牵引下颌以展宽口腔间隙，右手持喉罩，罩口朝向下颌，沿舌正中线紧贴硬腭向下置入，直至不能再推进为止。

逆转法：置入方法与常规法基本相同，只是先将喉罩口朝向硬腭置入口腔至喉底部后，旋转 180° 后，再继续往下推置喉罩，直至不能再推进为止。

大多数与气道相关的死亡和严重神经系统并发症，并不是气管内插管失败所致，而是与**不能有效通气**和**严重缺氧**相关。有经验的医师能够在气管插管失败或不适宜气管插管的情况下，采取无气管插管的气道管理措施，也能转危为安。这一措施以面罩通气为基本技能，也可辅以口咽通气道、各种喉罩通气道或食管–气管导管来完成。

第一节　面罩通气

一、利于通气的体位

当患者存在自主呼吸，由于上呼吸道梗阻而通气不良时，适当的体位和开放气道可使上呼吸道通畅。清醒患者口咽部的肌肉有一定的张力，能够维持呼吸道的通畅。

小贴士

麻醉苏醒患者或昏迷的急诊患者

不利体位：仰卧位。松弛的舌体和会厌下垂后贴在咽后壁，从而阻塞上呼吸道。

有利体位：半侧卧位。即下侧下肢伸直，另一侧下肢屈曲，下侧上肢弯曲，并且下侧颜部放置于床上（扁桃体体位）。这一体位可因重力作用，使舌体拉离咽后壁，并利于口腔内血液或呕吐物流出。

某些患者，将头部偏向一侧可获得气道开放。如怀疑胃内容物已经进入喉，应将患者的头部转向一侧，并迅速取头低位，同时用吸引管清理喉部。

仰卧位开放气道的方法：将患者的头后仰和颈后伸。同时通过托下颌，使下颌骨向前移位来解决上呼吸道梗阻。但有两个因素限制了这一方法的效果。即脊椎向前弓起，与喉开放相冲突；更常见的因素是颈枕部过度伸展，使颈部带状肌群紧绷限制了喉和下颌骨的前移。因此，麻醉医师常常喜欢嗅物位，即将高约 10 cm 的垫子放置于患者的枕部下方。在此基础上伸展寰枕关节和托下颌（图 2-1）。对于婴儿和低龄儿，因头枕部大，可以不放垫枕。当手术台升高到患者前额与麻醉医师剑突平齐时，暴露气道和操作会更轻松。

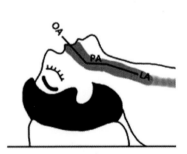

图 2-1　嗅物位。**OA** 为口轴；**PA** 为咽轴；**LA** 为喉轴。嗅物位的优势就是使上述三条轴线接近一条直线，更利于通气

小贴士

> **嗅物位优势**：缩短了胸颏距离，放松了带状肌群，所以舌骨及其周围结构可远离咽后部；清醒患者更舒适，并处于放置喉镜的准备体位。

二、面罩的密闭

麻醉住院医师仅仅培训几个月后，即可掌握面罩通气技术。面罩由几个基本设计要素组成，一般包括面罩体、面罩缘通气口和挂钩（图 2-2）。面罩轮廓的变化多样，分为不同的型号（图 2-3）。面罩带，又称四头带（图 2-4），用来固定面罩，保持理想的位置。四头带正中四方形的部分放置于患者的枕部下方，四个长条形的固定带有预定的开口。这些开口挂在面罩的挂钩上，这样就可以将面罩紧紧地贴合在患者的脸部，以帮助气道管理者保证面罩的密闭。使用四头带时，不应将四头带拉得太紧，以防止固定带或面罩对患者面部的压迫性损伤。在面罩密闭满意的情况下，四头带应尽量松弛。大容量、低压力垫、透明的塑料面罩对多数面部可起到较好的密封作用（包括扁平鼻梁患者）；同时可看到气体的凝结和蒸发循环，并且可早期发现反流的胃内容物。由于是一次性耗材，费用相对较高。

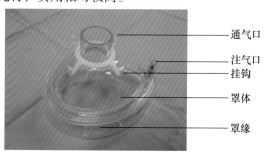

通气口

注气口

挂钩

罩体

罩缘

图 2-2　一次性透明面罩的结构

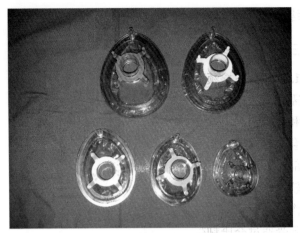

图 2-3　不同型号的面罩

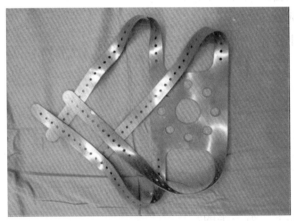

图 2-4　四头带

无论是成人还是小儿在保证良好密闭和满意通气的前提下，应尽可能选择最小的面罩，这样可使无效腔量的增加最小。与成人所表现的人种和种族差异相反，婴儿的面部轮廓比较一致。面颊与面罩密封性良好。操作者手指对下颌内软组织过度的压力，易使气道梗阻加重。对儿童行面罩通气时，尤其重要的是确保麻醉医师第三、四、五指不超过下颌骨内缘，不能按压覆盖舌体的软组织。

三、操作技术

1. 头后仰、提颏和托下颌操作

需要实施面罩通气的患者，常因口底和舌部肌肉松弛使舌和会厌贴向咽后壁而造成上呼吸道梗阻。有些患者，亦可因会厌盖住声门口而导致上呼吸道梗阻，而且屈曲患者的头颈部可加重上呼吸道梗阻的程度。因为屈曲位时，颏突和甲状软骨切迹之间的距离变短。能够增加二者之间距离的任何操作如仰头、提颏和托下颌，均能将舌骨从咽部提起。升高的舌骨通过会厌韧带抬起会厌，从而使呼吸道梗阻得以解除。当口咽部肌肉松弛时，部分患者在呼气中可由软腭的松弛造成鼻咽部梗阻，如果使患者的口唇微张，则可使呼气阻力减小。

 小贴士

针对上呼吸道梗阻的问题，可采取头后仰、提颏和托下颌来解决。但在开放气道的同时进行面罩通气，最佳的方法是托下颌技术。

（1）**头后仰的操作技术**：患者仰卧，操作者一手放于患者颈部下，另一手的掌部放于患者的前额，将前额向后推并抬高颈部。但对于有颈部骨折和基底动脉综合征的患者禁用。

（2）**提颏的操作技术**：患者仰卧，操作者站在患者的一侧或者头侧，一只手放在患者的前额，另一只手的拇指或示指放在患者的颏下部，在将前额向后推的同时，提起颏部（图 2-5）。

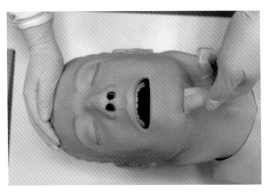

图 2-5 提颏的操作技术

 小贴士

> 提颏操作是头后仰的另一种替代方法，禁忌证同头后仰。

（3）托下颌的操作技术：患者仰卧，操作者站在患者的头侧，拇指放在上颌骨处，其余手指则放在下颌角后部（双侧），向前、向上提起下颌骨。双手拇指也可放在下颌骨处，协助向下牵拉下颌，其余手指则放在下颌角后部，向前、向上提起下颌骨。前提下颌骨后，患者的下门齿多数反咬于上门齿（图 2-6）。

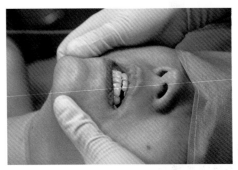

图 2-6 托下颌技术。下门齿多数反咬于上门齿

小贴士

托下颌手法是保持上呼吸道通畅的有效方法。为达到良好的面罩面部密封效果，需要托起下颌，需要明显的用力和正确的操作技术，以防发生呼吸道梗阻。

2. 面罩通气操作技术

面罩通气操作技术包括单手扣面罩技术和双手扣面罩技术。

（1）单手扣面罩的操作技术： 一般左手握持面罩，右手挤压呼吸囊。左手拇指和示指握住面罩体尽力下压，扣在脸上以保持密闭。其他三个手指放置在下颌骨上。中指和无名指位于颏部上提下颌，便于抬伸寰枕关节。小指放于下颌角处，便于向前抬伸下颌角（图2-7），也称"C-E手法"。

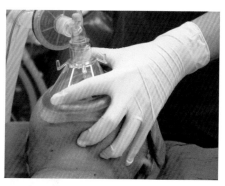

图 2-7　单手扣面罩技术

 小贴士

手指的压力应施予下颌骨组织，而不是气道的软组织，否则会造成气道梗阻。

（2）双手扣面罩的操作技术： 困难气道通常采用双手通气技术，手指的用力点和用力方向同单手扣面罩方法。面罩的操作者用双手的拇指放在面罩的接口或罩体部的两侧下压面罩以保持密闭，用其他八个手指来维持气道的通畅（图 2-8），也称"V-E 手法"。

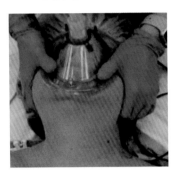

图 2-8　双手扣面罩技术

💡 **小贴士**

　　双手扣面罩技术由于操作者需要两只手握持面罩，所以需要另一位工作人员来进行辅助或控制通气。

四、面罩通气不良的原因和临床表现

　　密闭的面罩在加压给氧时，20 cmH$_2$O 的呼吸道正压下极少漏气，限制气道正压低于 25 cmH$_2$O 可避免面罩通气过程中的胃充气。因胃充气可限制膈肌运动和增加反流误吸的可能性，所以通气压力应尽量小于 25 cmH$_2$O。如果用 25 cmH$_2$O 的正压不能使者获得满意的肺通气，应及时寻找原因和正确处理。

　　面罩通气不满意的常见原因有两个：一是气道不通畅，二是面罩没有密闭。

小贴士

> **气道不通畅的原因**：1. 舌后坠阻塞咽部气道；2. 喉痉挛或支气管痉挛；3. 患者存在足够的肌张力能抵抗胸廓的扩张；4. 患者肺顺应性低或气道阻力增加。

面罩通气不满意主要表现为面罩周围过多的漏气和气体进出阻力过大。面罩通气不足的表现包括胸廓无起伏或起伏较小；呼吸音无或弱；气道不通畅；发绀；胃扩张；脉搏氧饱和度（SpO_2）下降；CO_2呼出过少；呼气气流降低；血流动力学不稳定。

五、面罩通气不良的处理措施

1. 喉痉挛的处理

喉痉挛是气道的保护性反射，是声门闭合反射过于亢进的表现。面罩通气时，如果因为喉痉挛不能通气时，应立即去除局部刺激，包括咽喉部刺激和其他远隔部位的刺激。麻醉患者立即加深麻醉，而且积极给予氧气。轻度喉痉挛患者在吸气期间有喉鸣音；中度喉痉挛患者在吸气和呼气期间均有喉鸣音；重度喉痉挛因为声门完全闭合，因此患者呼吸时，听不到任何呼吸音。一般来讲，解除局部刺激后，**轻度喉痉挛**可自行缓解。**中度喉痉挛**在解除局部刺激的同时应用面罩加压给氧。**重度喉痉挛**患者因咽喉部肌肉全部痉挛，气道完全梗阻，患者很快出现发绀。所以应以较高压力的氧压迫使氧气进入声门，如果不能缓解，应该注射肌肉松弛药物来解除这种情况。必要时在肌肉松弛后行气管插管。如果不能获得肌肉松弛药物，可行环甲膜穿刺，经穿刺针头给予氧气。

2. 面罩漏气的处理

在临床工作中，如果患者脸颊上胡须浓密，合并有低鼻梁，口腔或鼻腔放置引流管，下颌后缩，面部烧伤，颌面部肿瘤，面颊塌陷，缺齿等，面罩可能密闭困难。此时可选择大一号的面罩或放置口咽通气道。尤其是放置口咽通气道可减轻缺齿患者的颊部塌陷。值得注意的是置入口咽通气道后，下颏和鼻梁之间距离延长 1 ～ 2 cm，可能需使用大一号的面罩。

 小贴士

　　面罩防漏气策略：必须事先备好小、中、大号面罩。对于面部凹陷部位可使用浸湿的纱布或海绵填塞。填塞时注意不能将纱布或海绵误入到口咽部，因为有引起气道阻塞的风险。面罩漏气时，可由助手帮助按压面罩的漏气部分，往往也有效果。

3. 应用通气道

　　当托下颌或提颏操作不能维持气道通畅，或需要较长时间的操作时，可使用口咽或鼻咽通气道。

第二节　口咽、鼻咽通气道

　　在麻醉诱导期或患者昏迷等紧急情况下，极易发生舌根后坠而陷入咽腔，这是急性上呼吸道阻塞最常见的原因。一般只需及时将患者的下颌向前、向上托起（Jackson 位，俗称"托下颌"）就可立即解除阻塞。如果面罩通气中仅靠托下颌和提颏法维持气道通畅较为困难，常可用放置口咽和鼻咽通气道来协助维持气道通畅。通气道的作用是使舌根与咽后壁分隔开，从而恢复气道通畅。

小贴士

> **不能通气的可能原因**：体位是否正确；是否托起下颌；面罩密闭是否良好；除此还应考虑浅麻醉下诱发喉痉挛或深麻醉和肌肉松弛引发的上呼吸道软组织梗阻。

如果评估表明是单纯的喉上部梗阻，置入咽通气道使软组织与咽后壁分离可解除梗阻。确定软组织对气道的梗阻已经解除，但仍不能通气，应考虑是否是喉关闭状态，根据喉鸣音判断喉关闭的程度，按喉痉挛处理原则进行处理。呼吸道受压和梗阻患者的原因多种多样，如巨大肿瘤、咽喉部炎症或呼吸道出血等情况，详见表2-1。

 小贴士

> 呼吸道内肿物，或者外部肿物压迫呼吸道的患者，给予肌松药一定要慎重。

表 2-1 呼吸道梗阻的原因

上呼吸道 受压和梗阻	• 先天性呼吸道畸形包括喉气管软化，声门下狭窄，环状软骨异常，鼻后孔闭锁 • 软腭和咽壁、舌、会厌等喉上软组织松弛（梗阻） • 咽部疾病包括咽后和咽旁脓肿，舌根部占位，舌扁桃体肥大，鼻咽部占位等 • 喉部病变包括喉痉挛，会厌和喉部肿瘤和水肿，双侧声带麻痹，声门及声门下的异物
下呼吸道 受压和梗阻	• 气管和支气管水肿、感染、肿瘤和血肿 • 上腔静脉综合征 • 气管和支气管狭窄 • 大动脉畸形 • 纵隔肿物 • 胸骨后甲状腺肿
仪器异常	• 选择阀门处于"呼吸机"位置，不能手控通气 • 呼吸回路断开

一、口咽通气道

口咽通气道外形呈 S 状，设计有不同型号（图 2-9）。Guedel 口咽通气道是最常见的类型，是椭圆形中空的塑料管道。其牙垫部分的结构尤其需要加固。以防患者牙齿将其咬住，而使通气道梗阻或咬碎伤及患者。目前有些厂家在其翼缘上端加一个可以接呼吸机的标准接口，可通过此接口给氧。Berman 口咽通气道无密闭的管道，其两侧缘是半开放的，可用来实施吸引操作或引导纤维支气管镜进入咽腔。改良 Berman 口咽通气道是在中间的连接板上开口，目的是降低管道的阻塞。

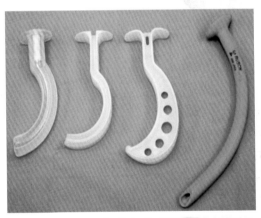

图 2-9　不同类型的口咽通气道和鼻咽通气道。自左向右分别是 **Guedel** 口咽通气道，**Berman** 口咽通气道，改良 **Berman** 口咽通气道，鼻咽通气道

 小贴士

在得到喉罩和气管装置之前，置入口咽或鼻咽通气道是解决单纯喉上梗阻的最佳方法。

各种类型的口咽通气道均有不同的型号（图 2-10）。这些通气道价格便宜、安全并且有效。选择适宜尺寸的通气管可使舌根完全恢复到正常解剖位置。成人一般用80、90、100 mm通气道（标记型号为3、4、5）。小儿使用的通气道包括50、60、70 mm（标记型号为0、1、2）。

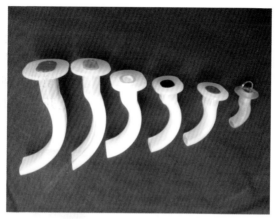

图2-10 不同型号的口咽通气道

首先需选择合适的口咽通气道，其长度要足以向前推移舌根部而又不能将会厌推到喉入口。口咽通气道在口腔中位置正确时，其前端使上下牙齿或牙龈分开，翼缘保持通气道不会掉到下咽部，其远端位于舌体和口咽部的后壁之间（图2-11）。

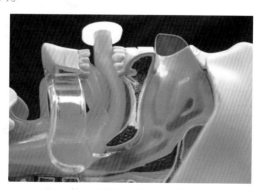

图2-11 口咽通气道在口腔中的位置

小贴士

一般来讲，口咽通气道的长度与体表自门齿到下颌角的距离相当。

二、口咽通气道的操作

口咽通气道的操作技术有两种：直接法和逆转法。

1. 直接法：左手使用舌压板将舌体向前拉，或在直接喉镜的协助下将舌体推开，这样可避免将舌体推进到下咽部。同时右手置入口咽通气道，置入时口咽通气道外口指向足的方向（即凹面向上）。向下推进口咽通气道直至咽腔（图 2-12）。

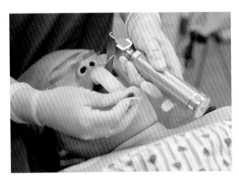

图 2-12 直接法置入口咽通气道

2. 逆转法：与直接法最大的区别是口咽通气道在刚刚开始置入时，通气道外口指向头的方向（即凸面向上）插入口腔，其目的是避开舌体。然后一边旋转通气道180°、一边推进通气道直至咽腔。此时，舌背恰好躺卧于通气管道的弯度之中。有牙齿松动的患者在使用逆转法，旋转口咽通气道时，有牙齿脱落的风险。当口咽通气道旋转至正位置后，可以托起下颌，展宽咽后壁间隙，有助于口咽通气道的置入（图 2-13；视频 1. 口咽通气道置入）。

视频 1 口咽通气道置入

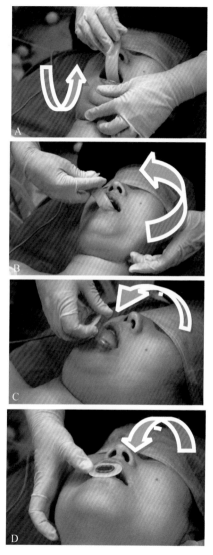

图 2-13　逆转法置入口咽通气道的操作方法。**A.** 先将口咽通气道的外口指向头的方向插入口腔；**B.** 一边旋转一边推进通气道，托下颌操作可使置入更容易；**C.** 一边旋转一边推进通气道；**D.** 推进通气道至咽腔，此时舌背躺卧于通气道的弯背中

三、口咽通气道使用时应注意的问题

口咽通气道的插入操作较容易，但对清醒患者可能出现恶心、呕吐、呛咳、喉痉挛和支气管痉挛等。出现软组织松弛和气道梗阻通常预示咳嗽和恶心反射已被抑制并足以耐受咽部刺激。压舌板或通气道接触舌根部触发的吞咽或恶心表明在达到更深的抑制之前，需推迟置入通气道，刺激本身常可恢复气道的开放。

 小贴士

> **口咽通气道适用人群**：非清醒患者、麻醉深度恰当的患者或昏迷患者。

口咽通气道过长或不恰当的安置通气道，反而会将舌根推至咽腔而加重阻塞或引起喉痉挛。如果口咽通气道过短，通气道前端不足以到达舌根后部，则不能缓解气道梗阻。当然，口咽通气道在置入过程中也应该注意是否有活动的牙齿。如果牙齿活动明显，尤其是咬合口咽通气道部分的前面四颗门齿活动，放置口咽通气道应视为禁忌。对长时间安置口咽通气道患者，可能会引起牙、舌体和咽腔损伤，需定时检查其位置是否正确。

四、鼻咽通气道

鼻咽通气道的全长是从鼻至咽部。通气道的前端在舌根下部，可解除鼻至下咽段的梗阻，对咽喉部的刺激小于口咽通气道，且出现意外脱出或移位的可能性小。

 小贴士

> **鼻咽通气道适用人群**：清醒、非清醒患者、麻醉深度恰当的患者或昏迷患者。

张口困难或牙关紧闭的患者可置入鼻咽通气道。当软组织梗阻使得过早拔管变得更加难以处理时，常常需要置入鼻咽通气道。由于鼻咽通气道和开放的声门几乎成一条直线，所以通过鼻咽通气道插入吸痰导管可行气管盲吸引，但需要并能耐受反复气管吸引的情况通常是气管内插管的指征。

鼻咽通气道在置入之前，必须对鼻腔进行预处理，以防止出现鼻出血。因为鼻出血可使上呼吸道梗阻的情况变得更加复杂。预处理的过程包括对鼻腔黏膜的预处理和对鼻咽通气道的处理，见表2-2。

表 2-2　鼻咽通气道置入前的预处理

鼻腔黏膜的处理	使用血管收缩药物处理鼻腔通道较大的鼻孔 清醒置入时使用局部麻醉药物进行局部麻醉
鼻咽通气道的处理	选择柔软的、钝头的鼻咽通气道 通过热水加温使其柔软，前 2/3 涂抹医用润滑剂

 小贴士

鼻咽通气道置入方法：通气道的斜面指向内侧，如果遇到阻力，应后退并旋转90°，再继续以柔和、稳定的压力推进。也可用软的吸引导管为引导。忌暴力，如置入不顺利，可选更细一号的，或用棉棒重新处理鼻腔或选择另一侧鼻腔。

鼻咽通气道根据其内径的直径不同分为不同的型号，在使用之前，应该选择合适的型号。在临床工作中，为了减轻鼻咽通气道对鼻腔的损伤，可以选择细一号的鼻咽通气道。但是，如果鼻咽通气道过短或插入过浅，其前端不能到达至舌根下部，不能托起舌根，起不到改善上呼吸道梗阻的作用。如果鼻咽通气道过长或插入过深，可刺激会厌及其周围组织引发喉痉挛，或将会厌推至声门口阻塞呼吸道，或插入至食管上口。患者应使用的鼻咽通气道长度的评估方法是通过测量鼻尖到外耳道口的距离，或者是从鼻尖到耳垂的距离 ±2 cm。

 小贴士

> 鼻咽通气道置入禁忌：鼻腔有严重梗阻、鼻中隔偏曲严重、鼻骨或颅底骨折、脑脊 s 液漏、腺样体肥大和凝血功能障碍。

第三节　喉罩通气道

20 世纪 80 年代 Dr. Archie Brain 发明了经典型喉罩（laryngeal mask airway，LMA）（图 2-14）。因其对位简单，适合各种不同情况的声门上气道梗阻，现已广泛应用。喉罩功能独特、应用相对简单，且严重并发症的发生率低，使其在麻醉医师装备中和紧急气道管理中占有一席之地。有研究指出受过培训但没有经验的急救人员更容易将喉罩置入到正确位置，而不是气管导管。急救复苏时置入喉罩较简单，使用方便，效果可靠，能争取分秒的宝贵时间。据统计，在使用喉罩下施行心肺复苏术，86% 患者可获得满意的通气效果。因施行气管内插管需移动头部，对颈椎不稳定患者，最适宜使用喉罩通气，因无需对头颈部施行任何移动操作。对困难插管病例在应用球囊-面罩技术不能维持有效通气时，可用喉罩作为紧急而有效的通气工具使用。

一、喉罩的型号

喉罩设有 1、1.5、2、2.5、3、4 号和 5 号，不同喉罩型号的适用人群和气囊容量见表 2-3。

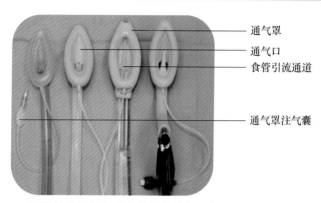

图 2-14 不同的喉罩通气道和喉罩的结构。自左向右分别为一次性经典喉罩、经典喉罩、食管引流型喉罩、气管插管专用喉罩

表 2-3 喉罩的型号和气囊容量

喉罩型号	患者	体重（kg）	气囊容量（ml）
1	婴儿	< 5	2 ～ 4
1.5	婴儿	5 ～ 10	< 7
2	小儿	10 ～ 20	< 10
2.5	小儿	20 ～ 30	< 15
3	瘦小成人	30 ～ 50	< 20
4	普通成人	50 ～ 70	< 30
5	体大成人	> 70	< 30

二、食管引流型喉罩

经典型喉罩置入后，即使对位良好、通气罩充气量适当，气道压达到 20 cmH$_2$O 时，也会发生漏气。所以对于肥胖、头低位、二氧化碳气腹、气道梗阻或需要高气道压通气等任何情况，均可增加通气不足、胃胀气和反流的风险。

与经典型喉罩只能在低压力正压通气时使用相比，食管

29

引流型喉罩是为了能够在更高气道压力的正压通气中使用。1998 年食管引流型喉罩问世，这种新型喉罩是在经典型喉罩基础上发展而来的。

食管引流型喉罩：比经典型喉罩增加了与食管上端相通的引流管。引流管开口位于通气罩锥形前端的正中，略长于通气管，可通过 18 号的胃引流管。可以通过引流管放置胃管或纤维光导支气管镜等确认喉罩的位置是否正确。食管引流型喉罩将误吸胃内容物的风险降到最低（图 2-15）。

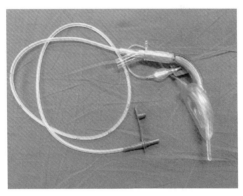

图 2-15　食管引流型喉罩

食管引流型喉罩与经典性喉罩相比，通气罩的内腔加深，与咽部结构的匹配性更佳；由于通气罩内引流管的存在，使得罩囊前端的硬度增加，这样就降低了通气腔打折和梗阻的可能，而且引流管可支撑会厌，防止会厌阻塞通气管。由于食管引流型喉罩采用双罩囊设计，腹侧罩囊近端呈楔形膨大，充气后可填补缝隙改善密封性；背侧罩囊充气后将腹侧罩囊进一步向声门周围推移，从而又增强了密封性。食管引流型喉罩在经典喉罩基础上改良后，其通气囊的密封压可达 $30 \sim 40\ cmH_2O$，使得喉罩可用于需要持续正压通气和肺顺应性差的患者，也减少了反流、误吸的风险。

小贴士

> 因面罩通气困难使得胃膨胀并且气管插管失败时，是紧急使用食管引流型喉罩的最合适情况之一，它能够在改善通气氧合的同时，为膨胀的胃减压。这样可使用喉罩继续通气下麻醉，或者更换为气管导管。

三、气管插管型喉罩

气管插管型喉罩是气道管理工具中十分独特的一种，因为它是唯一既能辅助通气又能辅助插管的装置。1997年，插管型喉罩作为一种新型插管装置被推广。这种喉罩的通气道直径较大，喉罩型号越大可通过的气管导管内径越大。3、4号喉罩可通过内径为 6.0 mm、6.5 mm 的气管插管，5 号喉罩可通过内径为 7.0 mm 的气管导管。通气道的长度较短，使得气管导管套囊停留在声门处的机会减少，而且插管型喉罩在其罩口有活动性栅栏，气管导管可以轻松通过。将喉罩置入到咽腔并充气，如果通气良好，就可以在盲探下或纤维光镜引导下插入气管导管。

插管型视频喉罩：为了能在明视下插入气管导管，在插管型喉罩基础上加一视频装置。在喉罩位置良好后，可通过屏幕看到声门，从而在明视下完成气管插管（图 2-16）。

四、喉罩的置入

置入喉罩的障碍包括软腭、悬雍垂、咽扁桃体、口咽部角度、舌和会厌。为了避开这些组织，并使喉部结构向前移动来容纳喉罩。最佳的体位是颈枕尽量伸展的嗅物位。由于经典型喉罩可反复使用，所以在使用之前一定要检查是否漏气、是否有破损。操作前可在通气罩的背面涂抹水溶性润滑剂以防止干燥，减少对咽喉部的损伤。

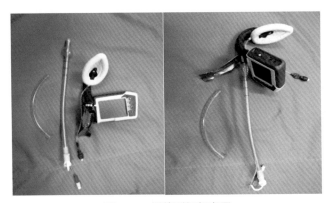

图 2-16　插管型视频喉罩

目前常用的一次性喉罩可不用抽空空气。

抽空喉罩：置入之前需先抽空空气，抽空空气后的喉罩前端应平整并翘向背面（图 2-17）。抽空气体时为了使通气罩的边缘平整地翻离喉罩通气口，应将通气罩罩口向下放在一平面上，左手示指和中指按压在通气罩背面的两侧罩边缘，然后右手用注射器抽气。

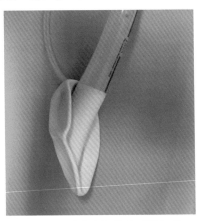

图 2-17　抽出空气的喉罩通气道

对于通气管比较软的喉罩，尤其是经典型喉罩，在置入操作过程中，需要用示指作为支撑，向下置入。置入喉罩时，操作者应将前端平整的喉罩紧贴硬腭开始向下推送，这样才不会将会厌卷入其中。Brain 推荐的喉罩置入技术（图2-18）：右手示指和拇指握持喉罩，示指握持喉罩通气导管和通气罩的结合处，以便支撑较软的通气管。左手固定患者的枕部，此时向前推头可使口腔打开。喉罩插入张开的口腔内并紧贴硬腭，示指沿舌的后面推送喉罩并进入口咽部。用示指进一步向下推送至下咽部。一般来讲，用示指作为引导可以将喉罩置入到正确的位置。但是如果认为喉罩的位置不满意或对于手指短的操作者来讲，则需要撤出示指，左手握持喉罩的通气管再继续向下推进至不能推进为止。

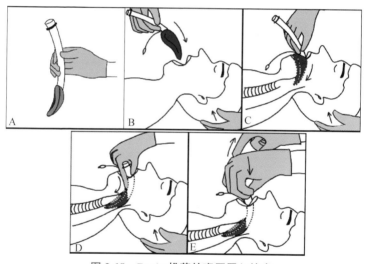

图 2-18　Brain 推荐的喉罩置入技术

Brain 描述的喉罩置入技术适用于通气导管比较柔软的喉罩。目前常用的一次性喉罩因通气导管硬度足够，所以在进行喉罩置入操作时，不需要操作者的示指握持通气导管和通气罩的结合处来增加喉罩通气道的硬度。

插入喉罩可使用两种盲探法，常规法和逆转法。在临床上经常使用的方法为常规法。两种方法的区别在于使患者张

视频 2 喉罩常规
置入法 1

口的方法不同。

常规法 1：操作者右手握持喉罩，左手推头，保持患者头后仰，同时用握持喉罩的右手小指或中指协助张口，罩口朝向下颌，沿舌正中线紧贴硬腭向下置入，直至不能再推进为止，见图 2-19 和视频 2.喉罩常规置入法 1。

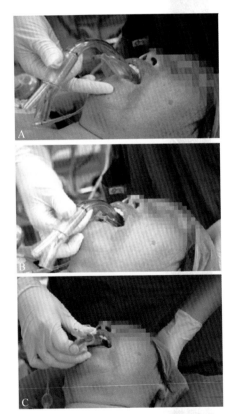

图 2-19 一次性食管引流型喉罩操作：常规法 1。A.操作者右手示指和拇指握持喉罩，其他手指协助张口。左手推头，使头轻度后仰；B.罩口朝向下颌，沿口腔正中线紧贴硬腭向下置入；C.直至不能再推进为止

常规法 2： 操作者左手牵引下颌以展宽口腔间隙，右手持喉罩，罩口朝向下颌，沿舌正中线紧贴硬腭向下置入，见图 2-20 和视频 3. 喉罩常规置入法 2。

视频 3　喉罩常规置入法 2

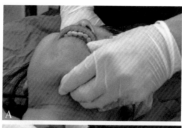

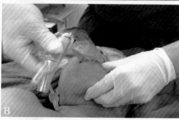

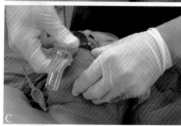

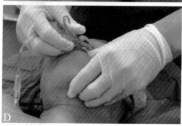

图 2-20　一次性食管引流型喉罩操作：常规法 2。**A.** 操作者左手牵引下颌以展宽口腔间隙；**B.** 右手持喉罩，罩口朝向下颌；**C.** 沿舌正中线紧贴硬腭向下置入；**D.** 直至不能再推进为止

逆转法的置入方法与常规法基本相同，只是在患者张口后，先将喉罩口朝向硬腭置入口腔至咽喉底部后，轻巧旋转180°（喉罩口对向喉头），再继续往下推进喉罩，直至不能再推进为止。喉罩置入成功后，适量注气，充起通气罩，充气过程不要握持喉罩通气管。在通气罩充气时，喉罩可能会稍微退出。充气后的喉罩位置是最终位置。食管引流型喉罩置入后，需自食管引流口插入胃引流管，如果置入胃管的操作顺利，则喉罩的置入位置良好。

 小贴士

> 喉罩在置入过程中，患者头部后仰，可使置入操作更加容易。

当患者肌肉松弛后，会厌倾向于向后移动，头后仰有助于避免会厌下翻。在头后仰的同时提起下颌，展宽患者的口咽腔间隙，也有助于避免会厌下翻。推送喉罩时，沿舌正中线紧贴硬腭和咽后壁向下置入，这样，可以绕过喉罩置入过程中舌、软腭、悬雍垂、咽扁桃体和会厌的障碍。喉罩背部润滑后，可减少其前端折叠。喉罩正确的位置是指喉罩进入咽喉腔，喉罩的下端进入食管上口，喉罩的上端紧贴会厌腹面的底部，罩内的通气口正对声门。

五、使用喉罩时应注意的问题

喉罩尤其适用于麻醉较浅、存在自主呼吸的门诊患者。与气管插管麻醉相比，麻醉深度无需超过手术自身需要的麻醉深度。患者能够耐受较浅的麻醉深度，很少发生咳嗽、屏气、喘鸣或喉痉挛。处理突发的体动、呼吸急促或呼吸过度时可加深麻醉。患者在意识恢复并能听从指令时，一般能够耐受充气状态下喉罩的刺激。将喉罩周围的套囊充气后，即可在喉头部形成封闭圈，从而保证了通气效果，可通过喉罩实施正压通气。因喉罩在喉部的密封压一般为 15～20 cmH$_2$O，当通气压力超过此压力时，气体可能进入食管并使胃扩张，所以应调节潮气量、呼吸频率和吸呼比（I/E），以防止高气道压导致胃胀气，增加胃内容物反流误吸风险。喉罩的适应证和禁忌证见表 2-4。

表 2-4　喉罩的适应证和禁忌证

适应证	无气管插管技术时建立紧急气道
	短小手术麻醉的气道管理
	气管插管失败后的紧急通气
	无气管插管时，改善气道的密闭性
	面部多毛发、缺齿、面罩不能密闭的患者
	辅助气管内插管
	对咽喉部刺激较小，可以避免气管插管和使用肌肉松弛药物
	经皮气管切开，可通过喉罩置入纤维光镜，确认穿刺针的位置
禁忌证	声门或声门下梗阻、声门上的病理改变影响各结构位置
	张口或颈部伸展极度受限
	需要高气道压力通气
	饱胃、上消化道梗阻、肥胖、妊娠、食管反流病史、急腹症及严重创伤等反流、误吸风险高的患者
	喉罩不能解决下呼吸道梗阻，如气管软化和气管受压
	俯卧位下进行通气

 小贴士

　　胃内压高于 **15～20 cmH$_2$O** 时则有胃内容物反流、误吸的风险。

　　喉罩的操作技术简单，在面罩通气和气管插管均失败时可进行通气，是处理困难气道时必备的方法之一。插管型喉罩又为盲探或纤维光镜引导气管插管提供了方便。但是喉罩比气管导管更容易移位，当气道压力大于 20 cmH$_2$O 时，经典型喉罩可能会漏气。在不适当的情况下使用喉罩有可能导致灾难性后果。

 小贴士

喉罩不像气管导管一样有效地避免误吸，也不能预防喉痉挛引起的上气道梗阻。

喉罩置入位置不良包括：喉罩末端向罩口面弯曲，将会厌下压；喉罩置入过深，患者食管开口位于通气罩内；喉罩置入过浅时，喉罩的远端部分位于下咽部水平以上，压在杓状软骨上；喉罩远端也有进入喉部的可能；偶尔也会有喉罩的扭转和折叠。

喉罩置入位置不当时，容易导致胃内容物反流、误吸。喉罩置入后，可使下咽部肌肉扩张，从而引起反射性食管下段括约肌松弛，当该括约肌的保护作用下降后，则容易发生胃内容物反流；喉罩远端将会厌下推遮住声门口；喉罩扭曲或者充气过度时，均有阻塞上呼吸道的可能，从而造成上呼吸道完全或部分梗阻。

在浅麻醉下置入喉罩还有诱发喉痉挛的可能。应用喉罩后发现喉罩位置不正确，且伴有呼吸道不完全或完全梗阻时，应拔出喉罩，重新置入。如果发现漏气，不要过度充气，可局部调整喉罩位置或拔出后重新置入或更换大一号的喉罩。曾经报道的罕见并发症包括第十二对脑神经、单侧舌下神经麻痹和一过性双侧声带麻痹。

小贴士

喉罩最大优势在于操作简便，改善通气。2015 英国最新非预期困难气道管理指南也提高了二代喉罩的地位，强调在最大允许 4 次插管失败后用喉罩来维持通气氧合，但其仍然不是最安全的人工气道，建议不要长时间使用。

第四节　非插管气道管理并发症

1. 通气不足　不正确的操作和气道管理可导致高碳酸血症和（或）低血氧性器官损伤。与面罩通气充足但插管困难相比，不能通气是更加紧急的问题。面罩通气困难的独立危险因素包括年龄大于 55 岁、体重指数大于 26 kg/m²、面部胡须、牙齿缺失和打鼾史。合并困难气道的各种综合征也应特殊考虑。具体的气道评估见第五章。

2. 喉痉挛　喉痉挛是气道反射的结果，表现为持续性、部分或完全性的声门关闭，由麻醉不充分、器械的使用（口咽、鼻咽、喉罩通气道）、液体或喉部及身体其他部分受到不适的刺激引起。

3. 反流、误吸　虽然当麻醉深度足以抑制气道反射时，可以消除主动呕吐，但在重症患者或麻醉患者管理期间，任何时候都可发生被动反流。克服气道梗阻、吸气性呼吸困难引起的胃膨胀时，易发生反流。当发生反流时，迅速头低位，同时将头转向一侧，使反流液体自咽部流出，使用前端较硬的吸引导管吸引。肺部误吸液体、固体或酸性物质均可导致支气管痉挛和氧合下降、气管支气管梗阻和（或）化学性肺炎，严重者可发展为 Mendelson 综合征。

4. 损伤　使用四头带固定面罩有眼睛或面神经压伤的

风险。上呼吸道破口可能会突然出现黏膜出血，严重时可导致喉镜无法使用。

 小贴士

　　使用声门上气道装置虽然简单方便，但要明确其存在安全隐患，注意可能导致的并发症，即通气不足、喉痉挛、反流、误吸及损伤。

3 气管插管

推荐学习对象及掌握程度：非急救医务人员（**熟悉**）；急救医务人员：麻醉医师（**掌握**）、急诊科医师（**掌握**）、ICU 医师（**掌握**）

关键点

- 气管插管体位：屈曲颈部，伸展寰枕部，咽轴、口轴和喉轴成一线。
- 气管插管完成后，先退喉镜后放牙垫；清醒患者先放牙垫后退喉镜。
- 套囊最小漏气充气技术：先充气到听不见漏气声，再慢慢回抽出气体，直至在吸气期时，正压通气下能刚刚听到细微的漏气声为止。
- 套囊无漏气充气技术：在套囊最小漏气充气技术基础上，再向套囊内缓慢注入小量气体，边注气边倾听，直至听不到漏气声为止。

气管内插管方法有多种，可以根据气管插管的途径不同分为经口、经鼻或经气管切开口插入。常规的插管方法是经口明视气管插管法，其他方法主要为病情需要或为困难插管患者设计。虽然气管切开后插管不需要特殊的器械，但是仅限于经口或经鼻插管极其困难或不能完成，严重影响通气氧合的情况下使用。根据气管插管前的麻醉方法分为麻醉诱导后插管、清醒插管、保留自主呼吸的镇静下插管。根据是否显露声门分为明视下插管和盲探插管法。盲探插管法又包括经鼻盲探气管内插管法、经口手指探触引导插管法、逆行导丝引导插管。气管内插管辅助技术见表 3-1。

表 3-1　气管插管辅助技术

明视下插管	直接喉镜、间接喉镜、可视喉镜
引导、盲探	逆行导丝、光棒、插管型喉罩、探条引导、经鼻盲探
外科气道	环甲膜穿刺、手术刀环甲膜切开术、气管切开术

第一节　气管插管的准备

气管插管的操作需要一些辅助工具包括：喉镜、管芯、引导芯和气管导管交换管芯、牙垫、润滑剂、插管钳、喉麻管等常用工具。因可能存在困难气道及不同的气管插管方法，所以有时还需要某些特殊工具，如不同种类的直接喉镜、间接喉镜、可视喉镜、纤维光镜、光棒等。

一、气管导管

多数气管导管（endotracheal tube，ET）是一次性使用，由透明、无生物活性的聚氯乙烯（PVC）材料制成，体温可使其软化并根据气道轮廓塑造形状。长度以厘米（cm）标注，内径使用毫米（mm）标注。由于气道激光手术时，PVC 在氧气充足的情况下可能燃烧，并产生盐酸和其他肺毒性物质，此时可使用金属导管、外包裹金属的红色橡胶或硅树脂导管。当气管凹曲面向前方时，标准气管导管的斜面开口对向患者左侧。斜面对侧管壁前端侧孔是 Murphy 孔，增加此孔是为了防止导管阻塞。不同气管导管有各自特殊用途（表 3-2）。

表 3-2　特殊气管导管及其用途

种类	用途
埋置金属丝	防止扭折
气管内埋置钢丝绳，其前端可屈曲	容易进入声门
J 型喉切开专用气管导管	插入气管造口，不进入支气管
激光专用气管导管	不易燃烧
带采样管的气管导管	呼吸气体采样或呼吸道内注药
喉显微手术导管，成人长度并带气囊	内径 4 ～ 6 mm，可通过狭窄气道，喉显微手术专用
预塑形（异型）经口或经鼻导管	头部和颈部手术时避开术野
无套囊气管导管	年龄 < 8 岁的儿童预防环状软骨下水肿
双腔气管导管	肺隔离
支气管堵塞器	肺隔离

选择气管导管的长度和内径，应根据气管插管的途径、患者的年龄、性别和身材等因素而决定。尽管细气管导管的阻力可影响重症患者脱离机械通气，但在手术室中也没有必要使用尽可能粗的导管。多数情况下，女性患者使用内径 7.0 mm 或 7.5 mm 导管，男性患者使用 7.5 mm 或 8.0 mm 导管。对于气道水肿（如之前惊厥发作）、经鼻插管和盲探插管的患者在临床使用中甚至需要更细导管。估算儿童气管导管的型号可用年龄相关公式推算。年龄小于 8 ～ 9 岁儿童

可选用不带套囊的气管导管，因为 8～9 岁以下儿童的环状软骨环是气道中最狭窄、容易水肿的部分。

$$导管口径(F)=年龄(岁)+18$$
$$导管内径(mm)=年龄(岁)\div4+4.0$$
$$导管长度(cm)=年龄(岁)\div2+12$$

二、防漏技术

高容量气囊接触气管面积大，降低了对黏膜的压力，并改善了其密闭性，最大限度地降低了误吸风险。长时间带管时，避免气囊过度膨胀十分重要。气囊最初用空气充气，麻醉过程中如果使用氧化亚氮，应当周期性检查以确认是否过度膨胀，因为氧化亚氮可以弥散进入气囊并导致压力升高。当充气量过大，气囊内压超过气管黏膜毛细血管正常平均动脉压（32 mmHg）时，可导致局部气管黏膜和纤毛出现压迫性缺血，拔管后可致气管黏膜坏死和脱落，纤毛活动停止3～5 日，甚至有局部溃疡形成，痊愈后可导致气管瘢痕性狭窄。

 小贴士

合理的充气量应该是既能控制囊内压不超过 **30 mmHg**，又能**防止漏气和误吸**。

套囊的充气量不应固定不变，临床上具体的充气技术有两种：

1. 套囊最小漏气充气技术　先将套囊充气直到听不见漏气声，再慢慢逐渐回抽出气体，直到在吸气期时，正压通气下能刚刚听到细微的漏气声为止。此后，为补充漏出的气体，需要补充注入适量气体，但仍以始终能听到细微的漏气声为标准。这样可使气管损伤的程度降至最低。

2. 套囊无漏气充气技术　套囊最小漏气的充气技术对误吸风险大、肺顺应性差、使用呼气末正压通气等高压通气的患者并不适用，此时应采用套囊无漏气充气技术。其方法是在上述套囊最小漏气充气技术基础上，再向套囊内缓慢注入小量气体，边注气边倾听，直至听不到漏气声为止。此后，仍需定时测定囊内压，待囊内压降低时重复补充少量气体。在没有条件测定套囊内压时，指示气囊的硬度似鼻尖样即可。

 小贴士

在充气套囊突然漏气而又无法临时更换气管导管的情况下，可使用咽腔填塞法。本法也可用于婴儿和儿童气管内插管后。气管插管后漏气，可用湿纱布条，在明视或手指探触下，有次序地围绕气管导管周围至梨状窝进行填塞。但是，此种方法不能完全防止误吸，也不能完全避免漏气。其缺点还包括：口腔、悬雍垂及咽喉部黏膜易被擦伤，细软的气管导管可被压扁，麻醉结束后有可能将纱布条遗留在口咽部而造成堵塞。

三、插管芯

插管芯（图 3-1）润滑后插入气管导管内，但是不能突出到导管外（插管芯的远端应该位于导管内）。自末端约 5 cm 处弯曲气管导管和插管芯的前端成"曲棍球棒"形状。气管导管途经会厌下，当气管导管进入气管时，助手拔除插管芯。反复使用的插管芯在插管过程中可能折断。

小贴士

　　建议常规使用一次性带塑料外包的插管芯，尽量减少插管芯的应用，减少拔管芯前导管进入声门的深度，降低对气道的损伤。

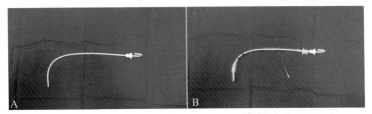

图3-1　插管芯（A）；带有插管芯的气管导管（B）

四、引导芯

　　典型的引导芯是前端可弯曲的弹性橡胶探条，可引导气管导管插入气管。引导芯比插管芯长且柔软，通常用于困难插管。当直接喉镜不能暴露声门时，弹性橡胶引导芯前端先插入气管，气管导管套在引导芯外面顺入气管。如果气管导管内径远远粗于引导芯，气管导管可能受阻于会厌和杓会厌皱襞。逆时针旋转气管导管90°后往往容易成功。

　　柔软有弹性的引导芯可作为气管插管交换管芯（图3-2）。如果需要换管时，可在其引导下顺入新导管。专用换管管芯有中空的通道，近端配有插入式接头，在新管置入之前，可以喷射通气给氧。使用胃引流管作为换管管芯时，也可以进行喷射通气。

　　使用换管管芯更换气管导管之前，应先通过旧的气管导管吸入100%氧气几分钟，将粗细合适的、并经过润滑的气管导管交换管芯经旧的气管导管置入。前端钝圆的换管管芯

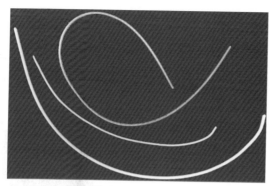

图 3-2　弹性橡胶引导芯，可作为换管管芯

可以推送至隆嵴的位置。旧的气管导管气囊放气并拔除，需再次确认管芯的深度。以证实气管导管交换管芯没有随旧气管导管的拔除而移动。新的气管导管套在引导管芯的外面向下推进至合适深度。

小贴士

　　大多数的换管管芯均有深度的标志。在拔除旧的气管导管前需要确认管芯的深度。

五、直接喉镜

　　直接喉镜通过向前方推移舌和会厌，为气管导管的插管路径提供一个直线视野。电池供电的灯泡位于喉镜片末端或在手柄内，手柄内灯泡的光线通过纤维光束传至喉结构。如果电极接点未经防腐保护，镜片上的灯泡照明会不稳定。喉镜片需要正确消毒以杀灭致病微生物，但是保持无菌没有必要。喉镜片在消毒之前，应该使用酶清洁剂浸泡并刷洗干净。反复高压灭菌或戊二醛浸泡会侵蚀灯泡和镜片之间的接触点。气体消毒效果好，但耗费时间。一次性的塑料外套可使手柄和镜片与唾液和血液隔离，降低交叉感染。虽然现在有各种样式喉镜，但是仅有两种最普及：直接挑起会厌的 Miller 直喉镜和通过牵引舌会厌韧带和舌骨会厌韧带的 Macintosh 弯喉镜。

建议初学者使用 Macintosh 弯喉镜片，因其有显著的侧缘和对解剖结构的全景显露。弯喉镜片适合上提较大的舌体和缺齿患者突出的口唇。因为弯喉镜片没有接触敏感的喉面会厌，所以可用于清醒患者的插管。小下颌、会厌下垂或声门靠前的患者，用 Macintosh 弯喉镜提起会厌可更好地暴露声门。Miller 直喉镜的横截面小，对于上颌牙齿突出或颞下颌关节活动受限的患者更适用，尤其适合自右口角置入，见图 3-3。

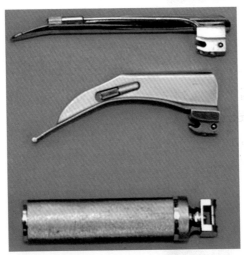

图 3-3　自上至下：直喉镜片（**Miller**），弯喉镜片（**Macintosh**），装有电池的喉镜手柄

为了解决不同类型的困难气道，Miller 直喉镜和 Macintosh 弯喉镜有多种改良镜片，主要针对口、咽部特殊的解剖学异常，如张口困难、喉头位置高、颈椎固定或不稳定、口腔间隙狭小、胸前区增大或突起等。

　　杠杆型喉镜是 Macintosh 镜片改良的新型直接喉镜（图 3-4）。镜片前端通过杠杆与位于镜柄前方的控制杆相连接，操作类似于 Macintosh 直接喉镜，通过拉动控制杆使镜片前端向上弯曲，用于张口困难、声门位置高、上切牙突出、环枕关节活动度差的患者。杠杆型喉镜可以更好地显露声门，并且能够减少上提喉镜的力量和随之带来的组织损伤。

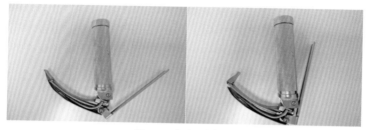

图 3-4　杠杆型喉镜

六、插管钳

　　插管钳（图 3-5）的作用主要是在经鼻腔插管时协助将气管导管送入声门。为防止损坏套囊，应在套囊的远侧上方夹持导管，使导管前端更容易接近声门。对准声门后由助手将导管推入气管。

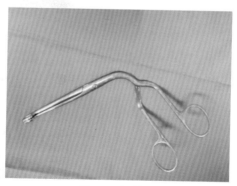

图 3-5　插管钳

第二节 经口明视气管插管

经口明视气管插管的基本操作是通过口腔置入直接喉镜显露声门，然后直视下将气管导管通过声门插入气管内。实施气管内插管的最佳地点是在有多种气道管理工具的手术室或有特定储物推车的重症监护病房（表3-3）。当条件不够理想，妨碍明视下气管插管时，可选择其他的气管插管技术完成插管。无论选择何种插管技术，都要确保患者通气氧合以保证患者的生命安全。

表 3-3 气管插管前的准备

专业的辅助设备	正压通气氧源、麻醉机、自膨式气囊、口咽或鼻咽通气道、喉镜柄、喉镜片、吸引装置、吸痰管、插管芯、胶带、喷雾器、插管钳、面罩、牙垫
患者的体位和环境	医师在患者头部、患者的额部与医师剑突平齐、抬高患者枕部（嗅物位）、适当的照明、监护患者生命体征
局部麻醉的实施	局部神经阻滞、局部麻醉药物喷洒、喉气管喷雾、经环甲膜注射局部麻醉药、舌用软膏局部麻醉
静脉通路	输注镇静药或麻醉药物、肌肉松弛药、血管活性药物和进行容量管理
困难插管推车	为非预期困难气道准备的工具包括喉罩、各种插管、各种可视化辅助插管及通气氧合工具等

一、气管插管时患者的体位

在成人气管插管时的体位，重要的是枕部垫高以屈曲颈部，同时伸展寰枕部，从而使咽轴、口轴和喉轴成一条直线（图3-6）。

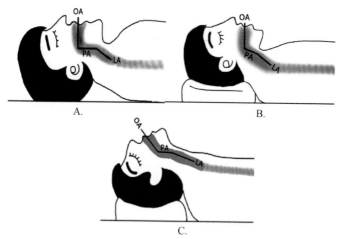

图 3-6　直接喉镜插管体位。**A.** 去枕仰卧；**B.** 头部垫高，颈部屈曲使咽轴线和喉轴线成一条直线；**C.** 伸展寰枕关节使口轴线和其他两条线成一直线。OA，口轴线；LA，喉轴线；PA，咽轴线

二、口腔张开

首先需使患者口腔张开。有以下三种方法：①用右手向后推患者头部，使颈部伸展即可使部分患者张口。如果同时使用握持喉镜的左手小指在下颌骨的前面向下推移下颌骨，则可使患者的口腔进一步张开大（图 3-7）。②用右手拇指下推右侧下颌骨的前白齿，同时示指固定上颌牙齿。作用于上下磨牙的两个相反方向的力即可使患者张口。③用右手示指牵拉上切牙，用右手的中指向下推颏部，使患者的口张开。张口后下推下颌骨时应注意推开患者的唇部，以防止其夹在牙齿和喉镜之间。

💡 小贴士

　　使用喉镜暴露声门过程中，禁忌以门齿为支点进行撬压的杠杆作用，造成损伤。

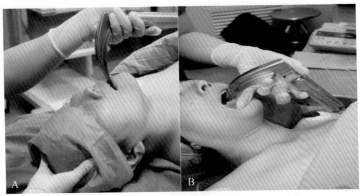

图 3-7　口腔张开。A. 右手向后推患者头部，使颈部伸展就可足以使部分患者张口；B. 如果同时使用握持喉镜的左手小指在下颌骨的前面向下推移下颌骨，则可使患者的口进一步张大

三、喉镜的置入

　　患者口腔张开后，操作者左手握持打开的喉镜，小指正好在喉镜片的上方。喉镜片自口腔右侧插入。插入喉镜时操作者可用右手或左手小指将患者下唇向下推，以防止下唇夹在喉镜和下切牙之间。喉镜片沿舌的右侧下滑，使得镜片的凸缘将舌推向左侧。对于桶状胸或肥胖患者，喉镜片置入时，镜柄的末端会受增高的胸廓的影响而无法插入喉镜。这时可以抬高头部和肩部使头后仰或者使喉镜柄的方向向左（而不是处于矢状面），这样可避免喉镜片置入口腔时受胸骨的影响。向前推进喉镜片并逐渐向中线推进指向会厌（一个关键的标志）。暴露会厌时，操作者的腕部应保持直线，由肩部和上臂做上提动作，完成抬高舌和会厌的操作。左手上提远离操作者，左肘紧贴操作者体侧，应避免以上颌的牙齿作为杠杆支点撬起喉镜。一旦暴露会厌，下一步的操作则取决于所使用的喉镜片，弯喉镜片前端置于会厌谷处，向前向上移动喉镜片，提起会厌以暴露声门。直接喉镜片

需滑到会厌喉面的下方，与弯喉镜一样向上、向前直接提起会厌。无论使用何种喉镜片，用右手按压甲状软骨有助于显露声门，按压方向详见下文"喉外部压迫操作"。

四、喉外部压迫操作

如果直接喉镜下显露的喉部结构欠佳，应采取喉外部压迫操作，使喉移位，往往可使喉显露分级提高一个级别。此操作是在颈部给甲状软骨施加三个方向的力来改善声门的视野：①向颈椎方向施加向后的力；②向上移动喉部；③向右侧推压喉部。刚刚暴露时，喉镜操作者自己按压，在插管期间由助手来持续按压喉部。年龄小的儿童枕骨相对较大，不必使用枕垫，并且声门更靠向头侧，所以对于这类人群，喉外部压迫操作可明显改善喉结构的暴露。

💡 **小贴士**

喉外部压迫操作要轻柔，不当的甲状软骨压迫可能与环杓关节脱位相关。

五、会厌暴露困难的常见错误操作

使用直接喉镜插管时常见的暴露困难原因包括：

1. 如果没有看到会厌，可能是镜片置入过深，仅仅看到了食管。慢慢后退喉镜可以使会厌下垂到视野中。无论采用何种喉镜片，插入过深，可将整个喉部抬起，所以显露的是食管开口，而不是声门开口。气管和食管开口的差别是食管恰好位于中线右侧靠后的位置，开口呈环形并有皱褶，周围无其他结构。声门位于中线，呈三角形，后端有杓状软骨的两个明显突起——楔状结节和小角结节，两侧有白色的声带。

2. 喉镜片插入会厌谷太深。弯喉镜片前端进入会厌谷太深并在垂直方向上旋转镜柄，可以向下推会厌遮挡在声门口上，从而影响喉部的显露。

3. 喉镜片插入会厌谷太浅。如果弯喉镜片前端进入会厌谷太浅，在向前向上移动喉镜片时，不能适度地将会厌下韧带拉紧而使会厌向上移动，从而会厌下垂遮盖声门。

4. 舌体滑到镜片右侧。舌体影响视野和插入气管导管的路径，在直接喉镜操作中，用喉镜片的凸缘将舌体完全推移至口腔左侧相当重要。因为舌体滑向右侧可以缩窄观察声门和通过气管导管的路径，当狭窄的路径被气管导管部分占据时，视野将会进一步缩小。降低气管导管插入声门的准确度，尤其对于张口受限和声门显露不佳的患者。

5. 距离太近，不能清晰地观察到喉的解剖结构。显露声门时，门齿距声门的距离仅有 15 ～ 20 cm，大多数人近距离不容易看清解剖结构关系，如果距离稍远，视觉效果将明显改善。

6. 喉镜片选择错误。选择的镜片太短可妨碍镜片远端到达会厌谷。

7. 其他：头部位置不正确、张口不充分以及用杠杆作用而非提拉的力量上提喉镜。

六、插入气管导管

暴露声门后进行气管插管时，操作者右手握持气管导管，将气管导管前端自右侧口角置入口腔内。这样气管导管不会干扰操作者对声门的持续观察。常见的错误是将气管导管自喉镜片下端通过，可明显地阻挡操作者的视野。这也是无经验的操作者气管插管困难的常见原因。在套囊完全进入声门前，操作者的视线不能从声门口移开。对于成人，气管导管套囊进入声门后，应继续推进 2 cm。通常，成人气管导管置入深度稍长于唇至环状软骨水平或稍下处（相当于气管中段）的长度。气管导管前端至门齿距离，女性为 21～23 cm，男性为 22～24 cm。气管导管气囊的上界应该超过声门 2.5～3 cm。有些气管导管在导管气囊上方 2.5～3 cm 处用黑色点或圈标明这一深度。经鼻气管插管比经口插管深 2～3 cm。

 小贴士

　　气管导管的理想位置：气管导管前端在隆嵴上 3～4 cm，导管气囊在环状软骨环下方。导管上黑线超过声门 2.5 cm。

七、气管导管的固定

　　气管插管完成后，左手将喉镜片从口腔内退出，给气管导管的套囊充气，放入牙垫。确认气管导管的位置后，应固定气管导管。最常用的方法是用胶带将气管导管固定在皮肤上。

 小贴士

　　清醒患者在退出喉镜片之前应先放入牙垫，以防咬瘪气管导管而影响通气。

　　1. 双胶带法　使用两条宽度大约 1 cm 的胶带，将一条胶带的一端先粘在左侧或右侧上颌，然后缠绕气管导管和牙垫，并将胶带的另一端粘在另一侧上颌。第二条胶带可先粘在左侧或右侧下颌，缠绕后固定在另一侧下颌（图 3-8）。

　　2. 单胶带法　使用宽 2 cm 的胶带，将一端贴在上下颌骨交界部位，直达口角。将胶带的其余部分从中间分成两条，

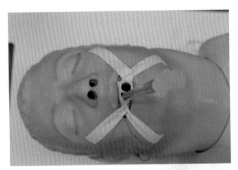

图 3-8　双胶带法固定气管导管

上方的一条粘在上唇的上方，其末端要超过对侧口角 3 ～ 4 cm，将下方的胶带贴在下唇至气管导管处，然后缠绕气管导管，其末端固定于对侧口角或上下唇。

3. 对于面部有胡须或胶带不能粘贴至皮肤的患者，可使用相当长度的线绳，用非滑动结固定气管导管和牙垫，另一端使用非滑动结固定于颈部。

4. 在固定气管导管前或插管后移动患者时，气管导管固定手法（图 3-9）：用一只手的拇指和示指握持气管导管刚出口腔的部位和牙垫，其余三个手指贴扶在患者的面颊部。这样如果患者的头部突然转动或体位发生变动，手和气管导管可同时移动，从而有效地防止气管导管意外脱出。

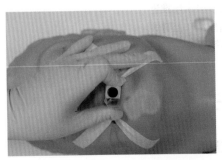

图 3-9　移动头部时，固定气管导管的手法

八、经口气管插管操作步骤（图 3-10 和视频 4.经口气管插管、喉镜）

视频 4 经口气管
插管 . 喉镜

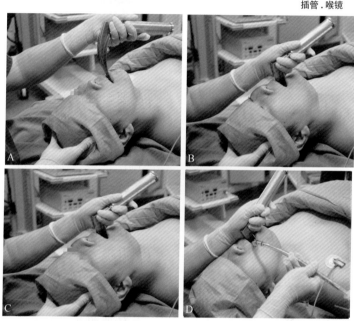

图 3-10 气管插管操作步骤。**A.** 在患者口腔张开后，操作者左手握持打开的喉镜，小指正好在喉镜片的上方。喉镜镜片自口腔右侧插入；**B.** 向前推进喉镜片并逐渐向中线推进指向会厌；**C.** 暴露会厌时，操作者的腕部应保持直线，由肩部和上臂做上提动作，完成抬高舌和会厌的操作；**D.** 操作者右手握持气管导管，将气管插管前端自右侧口角插入口腔内

第三节 经口可视喉镜气管插管

因为使用直接喉镜进行气管插管时，可能会遇到各种困难问题。所以人们又发明了其他的气管插管方法。

一、可视直接喉镜

（一）视可尼

当视可尼可视喉镜用于气管插管时，颈部出现的光斑可迅速确定镜杆前端的位置，使镜杆前端进入声门的时间缩短，提高了气管插管的效率。目镜中观察到的声门裂与气管环可有效避免气管导管误入食管，保证气管插管准确到位。

视可尼可视喉镜是一种可视、可塑、光导纤维硬喉镜，它结合了光棒和软纤维光镜的特点，气管导管套在喉镜的镜干外面，引导气管内插管。用于各种困难插管，如小下颌、颈粗短、张口困难、缺齿、腭裂以及喉头高等情况（图 3-11）。

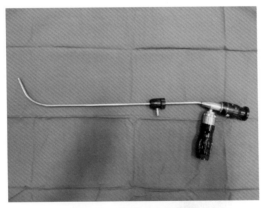

图 3-11　视可尼可视喉镜

（二）改良型视可尼

Bullard 喉镜是唯一的可连接金属管芯的纤维喉镜，并可使用传统喉镜手柄。它也有一工作通道以提供氧气、吸引和滴入局麻药。该喉镜有成人型号与儿童型号（图 3-12）。可用于声门位置较高、张口受限、头颈部活动受限的困难气道患者经口或经鼻气管插管。Upsher 喉镜是这一类型喉镜中结构最简单者。在镜体的右侧有一个"C"形的递送槽，最大可通过内径 8.5 mm 的气管导管（图 3-13）。目前仅有成人型号，儿童型号正在研制中。

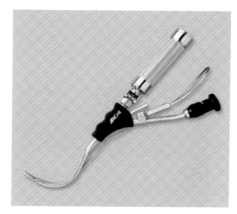

图 3-12　**Bullard 喉镜**

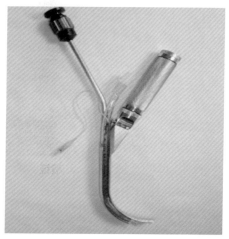

图 3-13　**Upsher 喉镜**

（三）氧瞬得窥喉镜（Airtraq）

1. 简介　氧瞬得窥喉镜（图 3-14）是一次性可视喉镜，镜片具有适应上呼吸道解剖结构的 90° 弯角设计。与常规直接喉镜相比，硬质可视喉镜对头部的操作和位置摆放要求很低，不需要口、咽和喉三轴线重合就可以看到声门。氧瞬得窥喉镜的喉镜片侧面有一个引导槽，用于放置气管导管。由于整个喉镜设计顺应气道解剖学特点，因此只要将喉镜置入合适的深度，将声门位于视野中央，沿引导槽推动气管导管，导管就会自动进入声门。

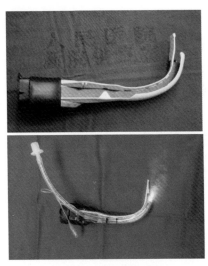

图 3-14　氧瞬得窥喉镜

　　氧瞬得窥喉镜片前端是低温的二极管光源（LED），它用电池作为电源，可持续照明达 60 分钟。打开喉镜电源开关，内置的防雾系统便自动启动，喉镜前端的 LED 灯会持续闪烁 30 ～ 40 秒（闪烁时间长短由所处环境温度决定）进行预热。因此为了使防雾系统有效运作，必须在使用前 30 秒打开 LED 光源。当 LED 灯光稳定后，这表示喉镜的防雾系统已经启动完毕，可以进行插管了。在紧急情况下，无需等待预热过程结束即可进行插管，但存在镜片产生雾气的可能。氧瞬得窥喉镜可以用于以下任何一种类型的气管导管：普通导管、加强型导管（钢丝导管）和双腔支气管导管。常规尺寸（蓝色）的氧瞬得窥喉镜只要张口至 18 mm（适用于内径 7.0 ～ 8.5 mm 的气管导管），而成人小尺寸（绿色）的氧瞬得窥喉镜只要张口至 16 mm（适用于内径为 6.0 ～ 7.5 mm 的气管导管）。双腔导管型氧瞬得窥喉镜可用于 35 号、37 号、39 号、41 号双腔支气管导管。尚无适合婴儿和幼儿的氧瞬得窥喉镜。

 小贴士

氧瞬得窥喉镜的优势是适用于常规直接喉镜插管有困难或危险时，如病理性肥胖、患者喉头过前或喉头过高、不稳定性颈椎骨折、坐位患者、上半身烧伤、创伤、颞下颌关节固定及小颌畸形。因为氧瞬得窥喉镜本身的特征使它成为一种很好的选择。氧瞬得窥喉镜可提高声门暴露条件，但插入技术与直接喉镜有所不同。

2. 操作步骤

（1）插管前准备

准备喉镜和气管导管：选择合适的气管导管和氧瞬得窥喉镜，提前 30 秒或更早时间打开 LED 光源。将气管导管套囊内气体抽尽，润滑后装入喉镜侧面引导槽内。气管导管尖端平行于引导槽尖端，否则会遮挡视野。氧瞬得窥喉镜尖端也需要润滑。

（2）置入喉镜

氧瞬得窥喉镜从口腔正中沿舌的正上方插入。为了便于插入喉镜，可以用手指帮忙打开口腔。尽可能保持在正中线位置推进氧瞬得窥喉镜，同时保持上提镜片，喉镜滑过舌根后，操作者要通过目镜观察解剖结构，确认悬雍垂和会厌（图 3-15）。将镜片置入会厌谷，喉镜片向上提起时使会厌一起上抬。另外，也可用右手捏住下颌骨（拇指放入口腔，其他手指放在下颏）并提起下颌骨，这样就不用用力提氧瞬得窥喉镜，从而使操作更容易。

（3）置入导管

氧瞬得窥喉镜的置入操作（图 3-15）持续保持垂直向上的提力暴露声门，顺时针或逆时针轻柔旋转喉镜，调整声门位于视野中央，将引导槽内的气管导管向下推进，可以看到气管套囊通过声门。一旦套囊通过声门，就可以给套囊充气，并将导管与呼吸环路相连接。而后用剥脱法将导管从引导槽内退出。最简单的方法是将一个手指置入槽和气管导管之间，接着向下推进，直到气管导管完全与槽分离（视频 5. 氧瞬得窥喉镜引导气管插管 Airtraq）。

视频 5 氧瞬得窥喉镜引导气管插管. Airtraq

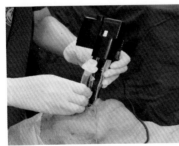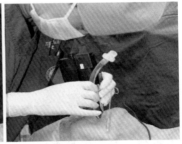

图 3-15 氧瞬得窥喉镜的置入操作

3. 常见问题

（1）不能暴露声门

常见原因为：喉镜不在中线位置、舌体被推入咽部或喉镜插入过深。氧瞬得窥喉镜体积较大，如果不沿中线进入，调整起来非常困难。如果喉镜不在中线，首先，轻微向外退出氧瞬得窥喉镜并提起，如果仍不能暴露，可考虑后退喉镜至口腔，调整喉镜完全在正中线位置，然后重新推进喉镜。

小贴士

> **避免舌体后推入咽底的方法**：推荐在喉镜表面涂抹水溶性润滑剂，利于喉镜在舌体上方滑过；可在置入喉镜过程中，用右手指按住舌体；用右手提起下颌，减少对喉镜片的压力，以便更容易调整镜片，暴露声门；使用逆转法也可避免舌体被推入口咽底部。

（2）看到声门而气管导管却难以推进

气管导管推进困难主要可能是下列情况之一：声门不在视野中央、润滑不够、气管导管大小不合适，或未抽尽气管导管套囊内气体。使用氧瞬得窥喉镜引导下进行气管插管时，要求远离声门。氧瞬得窥喉镜如果过于靠近声门反而容易在推进导管时碰到杓状软骨或进入食管。这时喉镜置入过深，需要做一些调整：将整个氧瞬得窥喉镜轻微地向外退出，以使其不离声门太近，向上提起，再将气管导管插入。

 小贴士

> **氧瞬得窥喉镜与传统喉镜操作上的区别**：传统喉镜，要求尽量插深，挑起会厌，靠近声门，利于插管；氧瞬得窥喉镜，要求远离声门，只需采用"后退－上提"的方法，将喉镜稍向后撤出，上提喉镜，使声门完整暴露于视野正中，此为喉镜的水平定位；将杓状软骨看成"V"字形，并将整个视野平分为上下两个象限，让"V"字形居于下象限。只有喉镜置入合适深度方能将"V"字形位于下象限，此为喉镜的垂直定位，采用水平定位和垂直定位后，即可轻松完成气管插管。过于靠近声门反而容易在推进导管时碰到杓状软骨或滑入食管。

（3）视野模糊

通常由于光源打开太迟，插管前等候时间不足。因为氧瞬得窥喉镜内置的防雾系统自带加热器，可以加热远端镜头，防止雾气形成，因此需提前 30 秒或更早时间打开 LED 光源。如果雾气已形成，可以通过预先置于镜片引导槽内的气管导管与麻醉机呼吸回路连接，按压麻醉机快速充氧阀门，氧气气流可以有效去除雾气。

4. 双腔支气管插管和经鼻气管插管

氧瞬得窥喉镜也可用于双腔支气管导管和单腔封堵管。用来置入双腔支气管导管的双腔导管型氧瞬得窥喉镜（Airtraq-DLT）是黄色的，很容易辨认，可用来置入 35 号、37 号、39 号、41 号双腔支气管导管，左侧和右侧双腔支气管导管均适用。采用 Airtraq-DLT 插入双腔支气管导管时，不需要使用硬质管芯。暴露声门后，采用常规法推进双腔支气管导管，并移除 Airtraq-DLT，采用标准方案检查气管导管的位置。尽管双腔支气管导管比气管导管更粗更坚硬，采用 Airtraq-DLT 插管时，张口度最小限至 19 mm。

经鼻插管型氧瞬得窥喉镜（Airtraq-NT）是用来完成经鼻气管内插管的喉镜，该喉镜是橙色的。Airtraq-NT 并不具有引导槽，因此进入患者的口腔更容易，亦不会阻挡经鼻腔插入的气管导管。将 Airtraq-NT 置入患者口腔，当气管导管经鼻腔到达咽部时可以看到导管。操作技巧：Airtraq-NT 的准备工作与 Airtraq 相同。镜片尖端可以位于会厌谷，亦可位于会厌下方，向后向上移动喉镜有助于暴露声门。有研究表明，与直接喉镜相比，采用 Airtraq-NT 可以显著降低模拟人经鼻气管插管时插管钳的使用率。

二、间接可视喉镜

视频喉镜

近年来视频技术已广泛用于气道管理中，解决了间接硬质喉镜观察视野小、图像小和直接喉镜显露声门困难的缺点。目前市场上常见的产品有：

（1）Macintosh 视频喉镜（图 3-16）：是在 Macintosh 弯喉镜片的基础上改装而成，喉镜镜柄装有摄像系统和一根细的导像纤维束。导像纤维束通过镜片上的小孔插到距离镜片前端 1/3 处，咽喉部图像被清晰地传出并放大到外接显示器上。镜片可以更换和消毒。

（2）GlideScope 视频喉镜（图 3-17）：镜片内装有两个发光二极管提供光线和对比度，一个防雾摄像头将喉镜片前端的图像传递并放大至液晶显示器上，镜体由塑料制成，轻便灵活，镜片前端弯曲成 60°，厚度仅 18 mm，适用于头颈部活动受限、张口受限以及声门位置较高的困难气道。

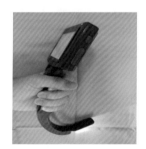

图 3-16　**Macintosh 视频喉镜**

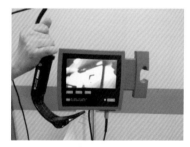

图 3-17　**GlideScope 视频喉镜**

　　采用 GlideScope 视频喉镜气管插管成功的关键因素是必须选用具有一定硬度的气管导管芯将气管导管前端预先塑形为"鱼钩状"（60°），以免在清晰显露声门的情况下却导致气管插管失败。

三、光棒引导盲探插管技术

虽然应用盲探技术不是一种绝对有效的气管插管技术，

但光棒引导盲探插管技术使用比较广泛。通过颈前部皮肤透出的光亮点来确定光索前端所处的位置，据此来引导气管插管操作。

光棒引导盲探插管技术（图 3-18）：该项技术不能窥见喉结构，对于上呼吸道肿瘤、囊肿、脓肿、过度肥胖、颈部瘢痕和创伤患者不能使用，另外，为了能够清晰地观察颈前光亮点，需在较暗的环境中进行盲探，这对于需要严密观察病情的危重症患者并不适用。

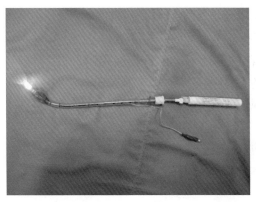

图 3-18　光棒

四、逆行导丝引导气管插管技术

逆行导丝引导气管插管技术是使用穿刺针在环甲膜处穿刺，然后通过穿刺针将细的引导管或引导钢丝向头侧插入气管内，将引导管或引导丝逆行通过声门到达口腔或鼻腔，用小钩或镊子将其拉出。将气管导管套在引导管或引导丝外面，以此为引导，将气管导管经声门导入气管。也可以将引导管或引导丝系在气管导管的 Murphy 孔，以完成引导操作。经典的逆行插管是使用硬膜外穿刺针和硬膜外导管来完成。目前市场上有专用的逆行引导气管插管包。

小贴士

> **理想的插管技术**：操作时，对头颈位置无特殊要求；口腔内的血液和分泌物也不影响其操作；对牙齿和呼吸道无损伤；设备易于清洁和携带；性价比适中。

第四节 经鼻气管插管技术

对于下颌骨骨折，颞颌关节病变，口咽感染，拟行口腔或颌面手术的患者，选择经鼻腔气管插管。因患者对经鼻腔气管插管的耐受性好于经口腔气管插管，所以对于需要长时间带管的患者，最好选择经鼻腔气管插管。经鼻气管插管可以在明视下实施，也可以盲探插入。比经口腔气管插管操作难度大、创伤大，常会引起鼻出血。鼻腔的准备和导管插入的方法均与鼻咽通气道的操作相同。

基本的操作是首先将气管导管经一侧鼻孔插入，经鼻腔到达口咽部。一旦到达口咽部，经鼻明视气管插管技术就是在直接喉镜的引导下、直视下将气管导管经声门插入到气管。明视下实施经鼻气管插管技术时，往往需要插管钳。

小贴士

> **盲探经鼻气管插管技术**：气管插管经鼻腔、鼻咽部至口咽部的过程与明视下经鼻气管插管技术一样。到达口咽部后，盲探法是操作者一边用左手调整头位，一边用右手调整导管前端的位置，同时用耳倾听气流声。在持续监听导管内呼吸气流声音的引导下，将气管导管盲探入声门。

呼吸气流声强弱可以判断导管前端与声门之间的位置和

距离。导管口正对声门的位置越近，气流声音越响；反之，越偏离声门，声音越轻或听不到气流声。所以在盲探下实施经鼻插管宜在较浅的保留自主呼吸全身麻醉下插管或采用清醒插管。推进导管中如遇阻力，同时呼吸气流声中断，提示导管前端已触及梨状窝，或误入食管，或进入会厌谷。有时还可在颈前区皮肤触诊到导管前端，此时应稍退出导管并调整头位后再试插。

第五节　清醒患者气管插管

气管插管多在麻醉诱导和肌肉松弛后进行，但在特殊情况下，也可在患者清醒状态下实施。对于某些应避免肌肉松弛的患者，气管插管可以在保留自主呼吸的全身麻醉下进行。困难气道或有误吸风险的患者应考虑在麻醉诱导前控制气道。

 小贴士

当误吸风险和困难气道两个因素共同存在时，必然要选择清醒插管。

为确保患者最大程度地合作，麻醉前准备应该包括对操作程序的解释和适当的术前用药。阿片类药物的镇痛和抑制呼吸反射作用可增加误吸胃内容物的风险，但是有利于患者在服从指令的同时置入口咽通气道。当使用苯二氮䓬类药物时，保护性反射更加活跃，患者的合作性更差并且对声门上气道装置的反应更加强烈。联合应用芬太尼和咪达唑仑的效果较好。为保证这些协同作用的药物分别达到各自的最大效应，可间隔 3～5 分钟给药。要求患者持续作深呼吸可避免过度镇静和低氧血症。应该避免镇静到窒息或气道梗阻的深度。清醒患者置入硬质喉镜期间，麻醉医师需不停地指导和安慰患者，同时轻柔操作。格隆溴铵 0.2 ～ 0.3 mg 静脉推注可减少分泌物和增加局部麻醉的效果。增加胃液 pH 值或促进胃排空的药物可使患者受益。

清醒气管插管之前，应给予呼吸道局部麻醉。直接喷雾法是最常用的表面麻醉方法。利多卡因局部麻醉作用在使用30 秒后起效，2 分钟内充分麻醉，但是仅仅持续 20 ～ 30 分钟。目前，经鼻插管常使用 4% 可卡因或 4% 利多卡因混合液 3 ml（其中含有 1% 的去氧肾上腺素 1 ml）麻醉并收缩黏膜。由于局部麻醉药经呼吸道黏膜吸收的速度与经静脉给药一样，所以，使用直接喷雾法一定要严格控制局部麻醉药的剂量。直接喷雾法可通过普通喷雾器实施（图 3-19），也可通过黏膜喷雾管来实现（图 3-20）。还可自制喷洒装置，即使用静脉套管针的套管接注射器来实现。

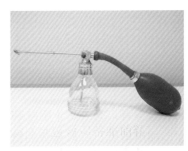

图 3-19　普通喷雾器

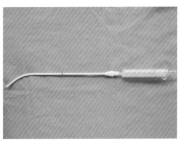

图 3-20　黏膜喷雾管

单纯的口咽部局部麻醉不能完全抑制气管插管反应。可经环甲膜穿刺注射局部麻醉药来实现气管内表面麻醉，环甲膜解剖见本书第一章。通过超声雾化器雾化吸入局部麻醉药可同时麻醉口咽部和气管。呼吸道神经阻滞法可阻滞支配舌、咽、喉的神经，达到区域麻醉的作用。

小贴士

> 清醒气管插管关键是要有合适的镇静深度、有效的口咽部及气管内表面麻醉以及患者的配合。环甲膜穿刺给药局部麻醉效果确切。

第六节　麻醉诱导气管插管

预先氧合、避免面罩加压通气和环状软骨压迫（Sellick法）以防止胃内容物反流、误吸是经典快速序贯诱导的要点。麻醉开始时快速推注丙泊酚或依托咪酯，随后给予罗库溴铵，肌肉松弛后立即气管插管。自患者意识消失直到气管插管完成，且气囊已充气之前，避免面罩通气并且助手应维持环状软骨加压。诱导时也可选择其他的诱导药和非去极化肌肉松弛药。

 小贴士

> 环状软骨压迫法是防止反流、误吸安全而有效的方法。

对于拟实施快速序贯诱导插管的患者，为了防止呕吐和误吸，在麻醉诱导期间不予以面罩加压给氧，所以充分的给氧去氮尤为重要。吸入空气的情况下，在成人的功能残气量（functional residual capacity，FRC）平均为 2.5 L，其中 80% 的气体是氮气。实施正确的给氧去氮方法后，80% FRC 由氮气变成氧气。在不通气的情况下，肺内至少有 2 L 的氧气，可以维持重要器官氧供至少 8 分钟，这就有足够的时间来进行气管插管或实施其他的供氧办法。由于在患者无自主呼吸期间，维持氧合是生死攸关的事，所以正确的给氧去氮方法

（表 3-4）应该作为麻醉医师在全麻诱导前最重要的步骤。传统的预先给氧方法（潮气量式通气 3 分钟以上）或快速预先给氧方法（在 30 秒内 4 次肺活量式呼吸）均可以在困难气道发生缺氧时有效推迟组织器官缺氧的时间。两者相比而言，传统的预先给氧方法较快速预先给氧方法更有效。

 小贴士

插管过程中关键是要维持氧合，预先给氧为气管插管操作赢得充足时间。

表 3-4　正确的给氧去氮方法

麻醉机的准备	高流量氧气
	麻醉机逸气阀（pop-off 阀）完全开放
	将贮气囊排空、再充满
技术要点	保持面罩密闭，以防止空气进入
	以潮气量式呼吸 2～3 分钟
	或 30 秒内连续 4 个肺活量式呼吸
	确认观察指标在理想状态
观察的指标	呼气末二氧化碳分压（$P_{ET}CO_2$）接近 40 mm Hg
	呼气末氧浓度（$S_{ET}O_2$）接近 85%～90%

1961 年，Sellick 医师就曾经论述过面罩通气在持续地环状软骨按压下实施要点。在环状软骨的前方向后施加压力，使环状软骨向后压迫食管，防止反流误吸（图 3-21）。2015 年，英国最新非预期困难气道管理指南建议 10 牛顿（10N，相当于刚能压动鼻尖的力量）的施加力量可有效防止反流、误吸。不建议增加力量。否则，会增加创伤，并且反而会影响通气效果。Sellick 医师也描述了颈部伸展体位，但是在摒弃嗅物位下追求伸展，不能实施流畅轻松的气管插管操作。

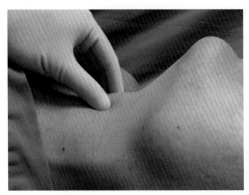

图 3-21　**Sellick 法**。为防止胃内容物反流，在快速序贯诱导和插管期间，正确应用环状软骨压迫法

增加胃内压到食管压力梯度的任何因素均增加胃内容物反流倾向。此压力梯度升高的因素包括胃内胀气、过陡的头低位、腹内压高以及对抗完全性或部分性气道梗阻而进行的用力自主呼吸（这样可降低食管内压）。

小贴士

成人无环状软骨压迫时，将气体推进胃内的最小气道压力是 20 cmH$_2$O，而气道压小于 15 cmH$_2$O 的面罩通气期间，胃几乎不会进气；婴儿和儿童在面罩通气期间，气道压力可高达 40 cmH$_2$O，正确实施环状软骨压迫可预防加压通气时气体进入胃内。

完全性气道梗阻是错误实施环状软骨压迫的并发症之一。婴儿和儿童气管柔软更容易发生。

如果气管插管失败，麻醉医师应该牢记窒息风险要超过误吸风险。如果面罩通气困难，应置患者头向下倾斜 5° 体位并逐渐减轻环状软骨压力直到完全放松。如果面罩通气得以改善，可在无环状软骨压迫下行气管插管；如果不能面罩通气，导致气道梗阻的原因可能是环状软骨按压不正确，或者是考虑预先没有发现的病理生理改变，如扁桃体肥大等情况。

第七节　气管插管并发症

气管插管相关并发症众多，包括气管插管操作期间的并发症、气管插管的维持期间、拔除气管导管时和拔管后的并发症。

一、气管插管操作期间的并发症

直接喉镜操作和气管导管插入对机体的影响中最受重视的是咽喉部和气管刺激时的心血管反应——心动过速、高血压、心肌缺血、反射性心动过缓。虽然心血管反应持续时间较短，除了冠心病、高血压、大动脉管壁强度异常的患者，一般不会造成严重后果。对于颅内顺应性受损的患者，气管插管可以使颅内血流量增加，脑代谢率增加，从而使颅内压增加。鼻、咽、喉、气管上有丰富的感觉神经末梢，气管插管和喉镜的刺激可出现气道反应性增加，出现咳嗽、呛咳、喉痉挛或支气管痉挛。

小贴士

气管插管期间可发生低氧血症和高碳酸血症。气管插管期间因低通气、呼吸暂停、呼吸道梗阻、喉痉挛或支气管痉挛而使肺交换功能受损。

由于肌肉松弛药物的应用，在气管插管操作过程中无通气。插管操作时间过长或失败，完成气管插管操作前出现较长时间的呼吸停止，尤其是肺功能低下的患者，更容易出现低氧血症。

喉、咽和气管是气管插管操作期间呼吸道最常见的损伤部位。并发症包括：嘴唇、牙龈、舌、咽部创伤，鼻出血，咽或食管黏膜穿孔，牙齿或牙科装置碎裂或撕裂，声带和杓状软骨损伤，下颌关节脱位，喉气管穿透并发皮下气肿，气胸等。

咽或食管穿孔是最严重的并发症，穿孔出现早期症状者仅占 51%。对于气管插管困难患者应该观察并指导患者注意咽后部脓肿和（或）纵隔炎的症状和体征。

合并有颈椎骨折、颈椎先天畸形、颈椎病理性疾病（骨肿瘤、骨质疏松、结缔组织疾病）的患者，气管插管操作时移动头部的动作粗暴可导致严重的并发症——颈椎骨折或半脱位。操作时，面罩和操作者的手、手表、衣袖或胸牌等均可造成患者角膜损伤。颅底隐性骨折患者行鼻腔插管时，存在经骨折线进入颅腔的可能性。饱胃、上消化道梗阻、贲门失弛缓以及孕妇在气管插管操作期间胃内容物反流、误吸的风险性极高。

不常见的并发症是气管内异物，异物包括牙齿、喉镜灯泡、折断的插管管芯。

💡 **小贴士**

> **导管的位置异常包括：**插入食管；导管插入过深，误入一侧支气管；导管插入过浅，气管导管套囊在声门处或更加表浅至声门上。

二、气管插管维持期间的并发症

气管导管顺利插入气管后的置留期间，发生的最严重的并发症是呼吸道梗阻。气管导管外部受压引起的梗阻包括：

麻醉过浅时，患者牙齿咬住气管导管；气管导管扭曲打折；气管狭窄患者气管导管前端紧贴气管壁；主动脉弓突出和食管或纵隔肿瘤压迫；气管导管管腔内黏稠分泌物、血块、气管导管润滑剂和异物均可使气管导管部分或完全梗阻。

气管导管插入过浅，当伸展患者头部或扭转头部时，可能有导管意外脱出；导管固定不牢或分泌物、消毒液致使胶带松脱，在患者俯卧位或患者头部移动时可造成意外脱管；麻醉恢复期患者躁动时可出现患者主动拔管等。

麻醉过浅时，患者可因气管导管刺激而出现呛咳；另外在气管插管期间可能有呼吸环路断开而不能迅速做出判断等意外情况发生。

三、拔除气管导管时和拔管后的并发症

气管导管拔除后早期的并发症是指在拔管后 0～24 小时内出现的并发症。

 小贴士

> **早期并发症：**包括拔管时的生理反应、即刻出现上呼吸道梗阻或气体交换严重障碍、困难或不能拔管、喉痉挛、负压性肺水肿。症状轻微、持续时间小于 48 小时的常见后遗症如声音嘶哑、咽喉疼痛等。

中期并发症是指气管导管拔除后 24～72 小时出现的并发症。

小贴士

> **中期并发症：**主要是感染。部位包括口腔、咽、喉、气管。严重者可有脓肿形成。

气管插管所引起的病理变化可进行性发展，有些会导致严重的晚期并发症，即拔管 72 小时后出现的并发症。尤其是长时间带管的患者。

 小贴士

> **晚期并发症包括：**喉气管支气管炎、肺炎、喉溃疡、声带肉芽肿、声带粘连、气管软化、气管狭窄、声带麻痹等。

第八节　气管导管拔除技术

插管容易的非气道手术患者，只要符合拔管标准的，即可拔管。

 小贴士

> **全身麻醉后患者拔管的标准：**无保留患者气管插管的适应证、自主通气足够（手在导管口能明显感觉到气流，呼吸囊随呼吸正常起伏，潮气量大于 8 ml/kg）、肌肉松弛已完全逆转（通过抬头或握手有力来证实）、患者意识清楚（可听从指令）、生命体征平稳、气道保护性反射（包括吞咽和呛咳反射）恢复。

当吸引操作不足以引起呛咳反射时，无论其他体征如何，均不得拔管。对于呼吸治疗的患者拔管标准为：呼吸功能衰竭状态已得到纠正、自主呼吸可维持满意的血气标准、循环功能稳定、意识清醒、可合作。

浅麻醉下拔管患者可能出现严重呛咳、屏气和喉痉挛。麻醉恢复期，为了减轻气管导管刺激喉引起的咳嗽和心血管反应，静脉注射利多卡因和艾司洛尔是常用的辅助方法。拔管过程的屏气和咳嗽可升高脉率、血压、颅内压和眼内压。大多数患者可以耐受这些不良反应，但对于呼吸道高敏感、或需要避免拔管刺激造成心血管反应和颅内压高，可选择深麻醉下拔管。对于饱胃、困难气道、口内手术、上下颌骨做钢丝固定、颜面部手术包扎紧密的患者等特殊情况，应该等到患者完全清醒后拔除气管导管。

一、气管导管拔出前气道吸引操作常规

气管导管拔除前应吸净口腔及气管内的分泌物。有效的吸引技术在充分预先给氧后，无负压下插入吸引导管，直至不容易推进时，稍退出吸引导管少许，应用间歇负压吸引，边旋转吸引边后退。如后退困难马上解除负压并旋转吸引导管，如此反复吸引。

吸引导管在到达吸引部位前，不能予以负压，否则会造成吸引导管前端贴在口腔黏膜、舌面或气管管壁，而不易到达吸引的位置，且会造成黏膜的损伤。如果分泌物较多，可反复吸引。吸引气管时，应使用较细的吸引导管，其直径大约是气管导管的一半。过细的吸引导管清理分泌物的能力小，过粗的吸引导管可产生过强的吸引力量，使肺内气体吸出过多，同时导管四周卷入的空气不足，从而出现肺不张。进行气管内吸引时，每次应用负压吸引的时间要小于10 ～ 15 秒。

💡 小贴士

尽管负压吸引的目的是清除呼吸道内分泌物，但是，负压吸引同样可将气体从呼吸道中吸出，如监测不当或吸引操作时间过长，可造成严重的肺不张和低氧血症。

对于伴有全身疾病的患者在吸引过程中应注意患者的耐受性，一旦出现心律失常或其他异常，应立即停止吸引，并给予通气氧合。吸引后为预防肺不张，应进行膨肺。如遇呼吸道内分泌物黏稠，可经气管导管注射无菌生理盐水 5 ～ 20 ml，有助于彻底吸除。

二、气管导管拔出操作常规

口咽部和气管内分泌物清理干净后，拔管前一刻，吸入 100% 氧气 3 分钟、给予适当的过度通气，并间断给予几次叹息样呼吸，充分扩张可能存在的肺小叶不张。去除胶带、气囊放气，在患者吸气末对呼吸囊施以 20 ～ 30 cmH$_2$O 正压，并轻柔地拔出气管导管。拔管后即刻不要急于给患者加压给氧，应检查气道开放性和通气的满意度。如果气道梗阻应立即进行手法开放气道，即托下颌和头后仰，如果有分泌物再次吸引，然后再面罩吸入高流量氧，必要时给予辅助通气。

三、气管导管拔出并发症

气管导管拔出可产生许多不良反应，这些反应相当于在浅麻醉下行气管插管操作时所引出的问题，包括呼吸道的问题和全身的反应（表 3-5）。深麻醉下拔管可减轻心血管的反应，但深麻醉下拔管后易发生呼吸抑制、上呼吸道梗阻和面罩通气困难。困难气道或高误吸风险患者，深麻醉下拔管通常被禁忌。

1. 喉痉挛 拔管后可发生喉痉挛，导致气道梗阻，尤其多见于儿童。轻度喉痉挛可闻及喘鸣音，严重喉痉挛可导致完全性气道梗阻。喉痉挛的处理包括正压给氧、吸引口咽部分泌物和托下颌。喉痉挛严重发作患者需静脉注射琥珀胆碱 0.1 mg/kg 可解除痉挛，并可进行面罩通气。极少情况下需要再次插管。

表 3-5　气管导管拔出并发症

拔管期间	高血压、心动过速、心律不齐；咳嗽、屏气、发绀；困难拔管
拔管后	喉痉挛、气道及软组织梗阻、喉及气管水肿、误吸、呼吸抑制、咽喉痛
外部压迫	血肿、出血、喉气管软化
声带功能异常	双侧麻痹、单侧麻痹、声带功能障碍
喉功能不全	发音障碍、失声；杓状软骨脱位；喉气管狭窄

2. 喉水肿　拔管后 30 ～ 60 分钟内，吸气相出现喘鸣并加重，应怀疑喉水肿。对于成人，因插管导致的喉水肿并不常见。在输液过多、长时间头低位和术前或术中使用药物引起过敏反应时，应该引起注意。处理包括头高位、湿化氧气、肾上腺素、地塞米松和再次插管。

3. 急性肺水肿　当严重气道梗阻伴有剧烈的吸气动作时，可并发拔管后急性肺水肿，也称负压性肺水肿。胸内负压和可能伴发的低氧血症导致了肺水肿发生。处理包括解除梗阻和解决肺充血，充分供氧。

4. 气管软化　甲状腺疾病和颈部肿瘤等由于长时间压迫气管引起的气管软化可在拔管后引发气道梗阻，所以拔管前需做漏气实验。

四、拔管后再插管

在临床工作中，往往存在气管导管拔除困难。包括两方面原因，一种是气管导管不能拔除，一种是患者拔管后会处于更大的危险，即高危拔管。高危拔管的原因在于患者不能耐受拔管和重建人工气道困难。

气管导管不能拔除的原因包括：气管导管套囊无法放气；气管导管被固定在周围的组织上；气管导管过粗或套囊过大。

患者不耐受导管的原因有：①患者气道的通畅性无法保障：如阻塞性睡眠呼吸暂停、气管软化、颈部血肿、颌面部损伤、喉返神经麻痹、强直性脊柱炎和悬雍垂-腭-咽成形术后等情况。②患者通气氧合功能受损：如严重慢性阻塞性肺疾病、中枢性呼吸功能障碍、肌松药物和麻醉药物残余、相对低通气（CO_2生成过多）、肺弥散功能障碍。③不能有效排出气道内分泌物：如神经-肌肉功能障碍，气道分泌物增加。④气道保护性反射丧失：如意识障碍，重症肌无力。

重建人工气道困难的原因有：①气管插管困难患者：包括面罩通气困难或气管插管困难。②气道通路受阻：包括上下颌骨手术，颈椎不稳定或颈椎固定，气管部分切除，头颈部大手术。③现场无有经验的气道管理者。④气道损伤的患者。⑤气道内或气道周围组织有出血风险。

高危拔管患者尤其是困难插管、头颈部大手术或气道通路受限患者拔管后风险较大。对这类患者重要的是拔管时机、困难气道管理工具的准备和有经验的麻醉医师在场。这类患者如果需要紧急再插管，有出现缺氧、高二氧化碳血症、不能合作以及通气失败导致胃膨胀的可能性（表3-6）。

表3-6　紧急再插管的挑战

患者因素	已知困难气道、术后变成困难气道、气道通路受限、水肿以及不能合作的患者
	血液和分泌物增多，以及出现血肿等紧急状态
	颈椎不能活动或不稳、上下颌固定、头颈部敷料、头胸背心外固定架
	误吸风险高、通气氧合不足
	分泌物导致局部麻醉效果差
医生因素	无有经验的麻醉医生在场
环境因素	转运途中突发事件
	无困难气道管理工具可用

第九节 其他方法：食管–气管联合导管

食管–气管联合导管（esophageal-tracheal combitube，ETC）（图3-22）是当出现单纯的声门上梗阻或操作者没有面罩通气或气管插管的经验时，为建立紧急气道而设计。它有两个通道——食管通道和气管通道。食管通道的近端稍长于气管通道呈蓝色，标记为No.1，末端是一盲端，在其侧壁上有通气孔。气管通道的近端稍短，呈白色，标记为No.2，其末端开放。两个通道之间有隔板将两个腔分开。食管–气管联合导管共有两个套囊：近端套囊容积较大，可注入100 ml的气体，用于封闭口咽部；远端气囊容积较小，当导管进入食管时，远端的气囊用于封闭食管。当导管进入气管时，远端气囊的作用与气管导管套囊的作用一样。联合导管的近端有环形的标志，当此标志位于上下切牙之间时，表明导管的深度适宜。

小贴士

食管–气管联合导管的优势在于无论置入食管还是气管，均可通气，避免了重新置管。

当润滑的ETC经过昏迷或麻醉患者的咽部时，颈部保持中立位或轻度后仰，通常可引导ETC沿着咽后壁进入食管或气管。如果ETC进入食管，充起大、小气囊。大气囊用于密闭口咽部，小气囊密闭食管，这时蓝色的食管通道与通气环路连接，气体通过食管通道的侧孔在咽喉部进入气管，见图3-22A。为了减少反流和误吸，可以通过气管通道插入细的胃引流管。

如果ETC进入气管，充起远端的气囊以防止漏气。近

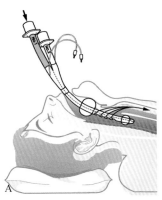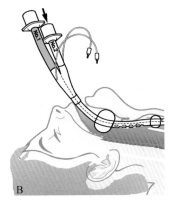

图 3-22　食管−气管联合导管（ETC）。A. ETC 插入食管，通过蓝色的管腔通气；B. ETC 插入气管，通过白色的管腔通气

端的气囊充气可使导管的位置比较固定。这时白色的气管通道和通气环路连接，气体通过气管通道末端进入气管，见图3-22B。ETC 进入气管的概率为 4% ～ 6%。联合导管在置入时，也可在直接喉镜的引导下实施。

　　当气管插管失败或面罩通气困难时，可采用联合导管快速建立人工气道。由于联合导管进入食管后，无法通过导管进行气管内吸引，所以不主张长期应用。在患者病情稳定或条件允许的情况下，应尽早更换为气管导管。对于身高低于150 cm 的患者，需慎用联合导管。置入过深的 ETC 套囊充气后，可能压迫声门导致气道完全或部分梗阻，此时应后退导管。对于呕吐反射活跃和食管有损伤的患者，联合导管也应慎用。

💡 小贴士

　　食管−气管联合导管更适合对人工气道管理缺乏经验者，理论上有很大优势，但在实践中，出现的问题却很多，须谨慎使用。

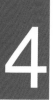 **纤维光镜引导气管插管技术**

推荐学习对象及掌握程度：非急救医务人员（**了解**）；急救医务人员：麻醉医师（**掌握**）、急诊科医师（**熟悉**）、ICU医师（**掌握**）

关键点

- 咽部充满唾液和血液以及咽腔正常结构消失，从而无法观察和确定四周咽部结构，是纤维光镜引导下气管插管技术的相对禁忌证。
- 每次使用仪器前，一定要提前准备并检查气道管理工具。
- 如果会厌过大或上抬功能差导致声门显露困难，可由助手协助托起下颌，此操作有助于将会厌的前端抬离咽后壁。

第一节 纤维光镜的结构

纤维光镜的结构分为冷光源和纤维光导内镜两部分。根据需要还可加配摄像头和显示器（图 4-1）。目前也有带电池的纤维光镜。

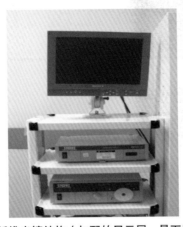

图 4-1　纤维光镜结构（加配的显示屏，最下层是光源）

内镜前端的照明光是内镜观察和治疗必需的，使用纤维光镜前用手捂住前端检查亮度。虽然是冷光源，但由于内镜的强烈照明，内镜前端部的温度有可能超过 41℃，甚至达到 50℃。如果使用不当，可引起组织变性。纤维光镜在备用状态时，可以暂时关闭冷光源。

纤维光导内镜部分分为操作部、插入部和光源线（图 4-2）。纤维光镜仪器较为贵重，光导纤维容易损伤，所以在使用纤维光镜前必须熟悉其使用的注意事项。使用仪器前，应检查并准备仪器。检查操作部、弯曲部、插入部是否存在弯曲、扭缠、凹陷、起皮或其他异常。紧握或过于弯曲插入部或弯曲部过于拉拽将会严重损坏插入部和弯曲部表面。不要使弯曲部或通用电缆蜷曲直径小于 10 cm。院内搬迁时，应该卷起通用电缆，用一只手拿起操作部，另一只手小心地握住插入部的前端，但不要用力过大。

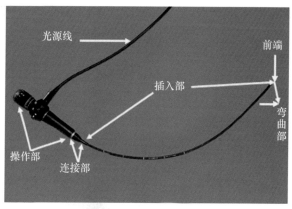

图 4-2　纤维光镜的构造

　　操作部由三个部分组成：目镜和视度调节环、角度控制按钮、工作通道端口（图 4-3）。旋拧视度调节环，直到纤维光镜下的图像清晰。如果看不清物体，可用蘸有 70% 乙醇或异丙醇的洁净无绒布擦拭目镜和纤维光镜的前端，确认距离物镜约 6 mm 的物体清晰可见。角度控制按钮与插入部的前端操纵线缆相连，能使纤维光镜的弯曲部在一个垂直的平面上移动。在使用纤维光镜前应检查角度控制按钮。弯曲部处于平直状态后，慢慢向上或向下按压角度控制按钮到头，确

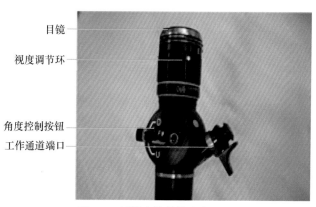

图 4-3　纤维光镜的操作部结构

85

认弯曲部是否能顺利地打角度，并且能打到最大。慢慢地将角度控制按钮恢复至它们各自的自然位置，并确认弯曲部能顺利地恢复到原先近乎平直的状态。

插入部是纤维光镜插入人体气道的部分，插入光缆由以下四个部分组成：图像传输光缆、照明光缆、工作通道、操控线缆（图 4-4）。两条独立的操纵线缆连接操作部的角度控制按钮和纤维光镜的前端。向上或向下按压角度控制按钮时，控制向后或向前的一根操控线缆紧张，使得纤维光镜前端向后方或向前方转动。

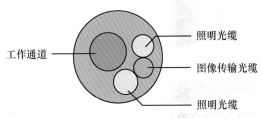

工作通道

照明光缆

图像传输光缆

照明光缆

图 4-4　纤维光镜的前端示意图

第二节　纤维光镜的使用

在使用纤维光镜引导气管插管之前，需选择合适型号的气管导管套在纤维光镜插入部。将适量利多卡因凝胶涂在纤维光镜的镜干上，不要涂抹在前端。将气管导管套在内镜上，先确认弯曲部平直，弯曲部在气管导管内时，不能操作角度控制按钮。如使用脂溶性润滑剂，如石蜡油，最好不要接触连接部，因脂溶性润滑剂可腐蚀连接部。确认弯曲部平直后，将气管导管套在光镜上。弯曲部在气管导管内时，不能操作角度控制钮。用洁净水纱布或棉球擦拭纤维光镜前端和距前端约 10～15 cm 处，以保持物镜的清晰和利于握持纤维光镜。

纤维光镜的握持方法很多，操作者可以使用左手或右手握持纤维光镜的操作部，可以站在患者的头侧（图 4-5）或两侧（图 4-6）。

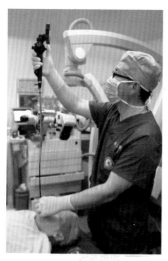

图 4-5　操作者位于患者的头侧

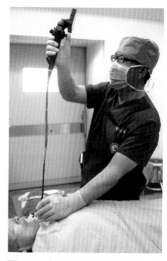

图 4-6　操作者位于患者的一侧

　　困难插管时，建议操作者位于患者的体侧，这样助手可以协助操作者托下颌或者积极地给氧。下面介绍两种纤维光镜的握持方法（图 4-7、图 4-8）。

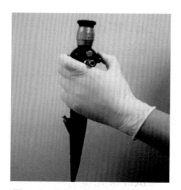

图 4-7　纤维光镜的握持方法一：操作者拇指操作角度控制钮，示指按在吸引按钮上

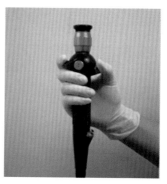

图 4-8　纤维光镜的握持方法二：操作者示指操作角度控制钮，拇指按在吸引按钮上

第三节　纤维光镜引导气管插管

一、适应证和禁忌证

纤维光镜引导气管插管技术，虽然是解决困难气道的"金标准"，但此项技术并不是万能的，依然有适应证（表4-1）和禁忌证。

表4-1　纤维光镜引导气管插管适应证

困难气管插管	手术前估计到困难插管
	麻醉后发现困难气管插管
	气管插管失败
	气管狭窄和受压，既往呼吸道手术病史
	张口受限
	清醒气管插管
禁忌头后仰或不能活动，不宜使用直接喉镜者	颈椎不稳，骨折
	强直性脊柱炎
	颈部巨大肿物
	颈部不能伸展
	椎动脉供血不足
	牙齿松动或易碎（大量修复牙）
教学及技术训练	在正常气道患者进行教学及技术训练

 小贴士

全身麻醉（全麻）诱导下纤维光镜引导气管插管的禁忌证：可疑面罩通气困难；上呼吸道解剖异常、出血；饱胃或上消化道梗阻患者，有呕吐、误吸风险；已有上呼吸道梗阻症状的患者；没有纤维光镜使用经验的麻醉医师。

二、全麻诱导下纤维光镜引导气管插管技术操作

1. 操作者位置　站在患者头侧、也可站在左侧，面向患者。操作者持镜时，保持镜干的自然曲度与患者口腔解剖结构一致，尖端指向颈前部。全麻诱导后，由助手协助张口。操作者持纤维光镜自口腔正中插入（图4-9）。

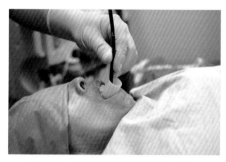

图4-9　纤维光镜自口腔正中插入

2. 寻找声门　镜干和手控镜体之间保持轻微张力，这样镜体部的旋转运动或角度改变更容易传递至镜干的气道部分。纤维光镜的插入部过于弯曲时，不容易控制镜干的方向。当纤维光镜向口咽部推进时，软腭和悬雍垂进入视野。随着向口咽部的推进，纤维光镜的末端向上弯曲以暴露会厌。向下推进插入部，一边观察，一边调节前端的角度（图4-10）。

3. 暴露声门与置管　找到会厌后，从下方越过即可暴露

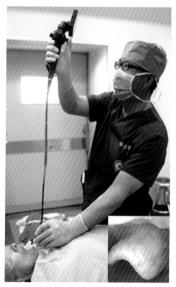

图4-10　纤维光镜操作姿势。右下角插图示会厌的镜下结构

声门。暴露声门后，调节角度控制按钮以保持声门在视野中央。将纤维光镜继续推进至气管，能够看到气管环。当观察到隆嵴和扁平的后壁，即可确认进入气管中段，顺入气管导管。

小贴士

当会厌下垂挡住声门时，可通过助手辅助伸展头颈部、向前上提下颌或向外提拉舌体来解决。肥胖或困难气道患者采用坐位更具优点。

找到声门后，将其置于视野中央，继续推进纤维光镜，直至看见隆嵴。固定纤维光镜，推入气管导管，拔出纤维光镜。退出纤维光镜前，一定要再次确认看到隆嵴（图 4-11）。

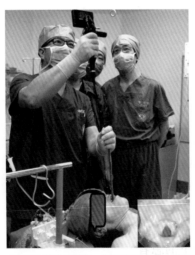

图 4-11　寻找声门与置管。插图示声门的镜下结构

小贴士

> **置管常见问题与解决方法：** 纤维光镜已进入气管，但气管导管不能顺入。可能原因是导管顶住声门结构。可后退导管，旋转直到导管的斜面朝向前方。如患者是清醒状态，应在深呼吸时重新推进。在某些患者这些手法可能需要重复两到三次，尤其纤维光镜的外径和气管导管的内径相差较大时。喉痉挛可阻碍气管导管的推进，通过纤维光镜补充局部麻醉药通常可消除这个问题。如果反复推送气管导管不成功，更换更细一号的气管导管往往能成功。如上述方法失败，可使用直接喉镜挑起会厌，直视下推进气管导管。

在操作过程中，不管何时发现纤维光镜工作异常，都应立即停止使用，并一边观察纤维光镜图像，一边将其慢慢抽出。如果纤维光镜难以抽出，不要使用暴力，尽快请求帮助。当纤维光镜的视野中只有鲜红的一片或白光，往往是光镜的前端紧紧贴在了黏膜上，此时需要将纤维光镜后退。如果没有看清任何组织和结构，不要继续向前推进纤维光镜。视野忽然变得模糊时，有可能是分泌物或血液影响了视野，此时可尝试着使用负压吸引。但是值得注意的是黏膜表面吸引力过大或时间过长，会导致黏膜出血或吸引障碍。如果分泌物黏稠不能吸出，应将镜体抽出，使用 75% 的乙醇擦拭干净后，重新进镜。

三、保留自主呼吸下纤维光镜引导气管插管

清醒状态下的患者，因为舌和会厌很少遮蔽声门，并且患者可通过发声或伸舌给予辅助，所以纤维光镜插管对清醒患者来说更易实施。如果患者有自主呼吸，就没有必要匆忙

操作。有插管失败史、上呼吸道异常或已预期的困难插管患者，可受益于纤维光镜引导插管。充分表面麻醉和适当镇静下可顺利完成纤维光镜引导气管插管操作。凭借经验，通过纤维光镜的器械管道喷洒局部麻醉药可完成喉和气管的表面麻醉。雾化吸入利多卡因可减少咳嗽。

小贴士

> **纤维光镜引导下清醒气管插管的适应证**：面罩通气困难；上呼吸道解剖异常、梗阻；有误吸风险者。
>
> **纤维光镜引导下清醒气管插管的禁忌证**：患者不配合；医师经验缺乏；上呼吸道大量出血；对局部麻醉药过敏。

患者清醒下实施气管插管操作，可在气管插管前静脉给予少量镇静、镇痛药物后，行环甲膜穿刺给药表面麻醉气道，舌和口咽部局部喷洒局部麻醉药。放置牙垫以防咬住纤维光镜，也可插入特制的口咽通气道以防止患者咬住纤维光镜和保持镜干位于中线位置并推开舌体（图4-12）。置入光镜后依次可见会厌、声门和随呼吸活动的声带。在患者吸气，声门开放时插入纤维光镜，见隆嵴后顺入气管导管。

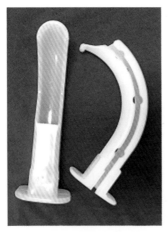

图4-12　纤维光镜专用插管型口咽气道

四、纤维光镜引导下经鼻插管

对于清醒患者，纤维光镜引导经鼻气管插管常常较经口插管容易。

小贴士

　　纤维光镜引导下清醒气管插管经鼻优于经口的原因： 经鼻插管时对舌根部的压力小，引起的恶心也轻，并且患者不能咬管。纤维光镜通过鼻腔后可"直接对准"声门，容易定位声门并推进纤维光镜和推送气管导管过声门入气管。

　　纤维光镜引导下经鼻气管插管时，可先将气管导管通过一侧鼻通道插入咽腔。值得注意的是，插管前的鼻腔处理必不可少。尤其在使用视频类插管技术时，鼻腔黏膜出血会使得纤维光镜下的视野模糊不清。麻醉药物表面麻醉鼻腔时可加用或不加用血管收缩药，加温、柔软、润滑的吸痰管为提供更清晰视野创造条件。咽喉部表面麻醉和气管插管过程与经口插管一致。纤维光镜进入气管中段后推进气管导管。如果导管屈曲方向不好，后退导管旋转90°，然后重新尝试顺入。

　　在气管导管置入鼻腔时，避免导管插入口咽部过深，因为过深可直接引导纤维光镜进入食管或偏离中线，妨碍喉暴露。多数患者，轻微调节纤维光镜的前端即可快速找到会厌和声门。重度镇静或缺齿的患者，需要头颈部伸展，提下颌或上拉舌体，否则牙齿和咽部组织可妨碍声门的暴露。

5 气道评估和困难气道处理原则

推荐学习对象及掌握程度：非急救医务人员（**了解**）；急救医务人员：麻醉医师（**掌握**）、急诊科医师（**熟悉**）、ICU 医师（**熟悉**）

关键点

- 对于困难气道的患者，需制订气道管理计划。
- 在处理困难气道时，应寻找一切机会积极给氧。
- 面罩通气困难比起气管插管困难，是更加紧急的问题。
- 任何时候都可能发生人工气道支持失败，需要推翻计划，并能快速应对非预期困难气道的挑战。

第一节　气道评估

术前气道评估的主要任务是确定患者由于先天性或后天获得性解剖异常或者由于气道疾病而导致的"不能插管、不能通气"（can't intubate and can't ventilate，CICV）情况的风险性（表 5-1）。最新气道管理指南及文献都将 CICV 改成了

CICO（can't intubate and can't oxygenate，不能插管、不能氧合），以提示保证氧合在气道管理过程中的重要性。相关的检查包括病史回顾、人工通气史、参考正常的气道结构和活动度检查，以及进行相关实验室及放射线检查的回顾。

表 5-1　气道管理困难的原因

解剖特征	颈部短粗、颈部活动受限、上颌门齿突出、牙齿不规则、缺齿、窄口腔伴有长、高弓形腭、张口受限、下颏后缩
先天性综合征	Klippel-Feil（短颈、颈椎融合、后发际线低）综合征 Pierre Robin（小颌、腭裂、舌下垂）综合征 Treacher Collins（下颌面骨发育不良）综合征
内分泌疾病	肥胖、肢端肥大、甲状腺功能减退、甲状腺肿、巨舌
感染	咽峡炎、扁桃体周围脓肿、咽后部脓肿、会厌炎
其他病变	过敏性气道水肿、颈椎、颞下颌关节炎和僵直 纵隔占位 表现为肌强直或牙关紧闭的肌病 烧伤瘢痕或放射性瘢痕 创伤和血肿 肿瘤和囊肿 躯体石膏、颈环固定或颈圈 气道异物

尽管对气道进行了充分的评估，解剖异常包括会厌上囊肿和舌扁桃体肥大均能导致非预期的通气和（或）插管困难。对于困难气道的患者，需制订气道管理计划，计划中需阐述患者是否需要气道装置（如声门上气道或气管导管）。另外，任何时候都可能发生人工气道支持失败，需要推翻计划，并精通非预期困难气道管理流程。

对于没有明显气道病变或解剖结构异常的患者来讲，术前气道检查对于预测困难气道尚存在不足，在临床上会有非预期的困难气道出现。但临床资料表明患者的一些面貌特征可能与困难气道有关。临床上常用的气道评估方法有如下几种。

1. 张口度 是指最大张口时上下门齿间的距离。正常值为 3.5 ～ 5.6 cm，平均 4.5 cm。Ⅰ度为 2.5 ～ 3.0 cm；Ⅱ度为 1.2 ～ 2.0 cm；Ⅲ度为小于 1.0 cm。如果小于 3 cm，提示插管可能遇到困难；小于 1.5 cm，提示无法施行直接喉镜显露声门。

2. 颈部后仰度 是指仰卧位下做最大限度仰颈，上门齿前端至枕骨粗隆连线与身体纵轴线相交的角度。枕骨粗隆的位置很容易找到，先把手指放在颈后凹陷处，以此处为起点向头顶方向移动，第一个突起的最高点就是枕骨粗隆。颈部后仰度大于 90° 为正常；小于 80° 为颈部活动受限。

3. 甲颏距离 是指颈部完全伸展时甲状软骨切迹至颏凸的距离大于 6.5 cm，不会发生插管困难；6.0 ～ 6.5 cm 之间插管会有困难；甲颏距离小于 6.0 cm 时一般不能经喉镜插管。

4. 下颌骨水平距离 从下颌角至颏凸的长度。距离大于 9.0 cm 插管困难概率很小；小于 9.0 cm 插管困难概率很高。

5. Mallampati 试验 是通过术前评估咽峡、扁桃体和悬雍垂的可见度预测直接喉镜显露声门时的困难程度。然而，该实验容易受到患者的体位、发音及观察者主观因素影响。例如发音可明显降低 Mallampati 分级，而仰卧位可提高该分级。所以，患者取正坐位，头居正中位，检查者的视线与口处于同一水平位，嘱患者尽量张口并伸舌，并嘱患者发"啊"声，然后直接观察咽部结构及舌体遮住咽部的程度（图 5-1）。

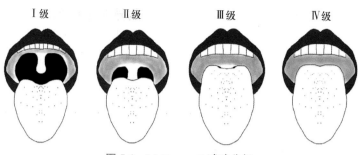

图 5-1　**Mallampati 试验分级**

　　Mallampati 分级一般可分为 4 级：Ⅰ级见软腭、咽门弓和悬雍垂；Ⅱ级见软腭和咽门弓，悬雍垂被舌根遮盖；Ⅲ级仅见软腭；Ⅳ级未见软腭。Ⅰ、Ⅱ级患者，气管插管多数无困难。Ⅲ、Ⅳ级患者多数存在气道异常或完全不通畅，插管容易遇到困难，甚至失败（图 5-1）。

　　6. Cormack 分级　用直接喉镜观察喉头结构（图 5-2）。Ⅰ级声门完全显露；Ⅱ级声门部分显露，见后联合；Ⅲ级显露会厌或其顶，不见声门；Ⅳ级声门和会厌均不能显露。Mallampati 试验Ⅳ级，Cormack 分级Ⅲ级，几乎无法用直接喉镜完成插管。

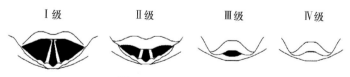

图 5-2　**Cormack 分级**

　　7. Willson 综合评定法　采取与困难气道预测相关的 5 个因素为评定指标，每一因素根据患者的实际情况，分别评定 0、1、2 分。包括：

　　（1）体重：< 90 kg 评为 0 分，90 ~ 110 kg 评为 1 分，

> 110 kg 评为 2 分。

（2）头颈部屈伸的最大活动度：＞ 90 度评为 0 分，约 90 度评为 1 分，＜ 90 度评为 2 分。

（3）下颌活动度：IG 是指最大张口时上下门齿的间距，Slu 是指下门齿超过上门齿的最大向前移动。IG ≥ 5 cm 或 Slu ＞ 0，评为 0 分；IG ＜ 5 cm 或 Slu ＝ 0，评为 1 分；IG ＜ 5 cm 或 Slu ＜ 0 评为 2 分。

（4）下颌后缩：正常评为 0 分，中度评为 1 分，严重评为 2 分。

（5）上门齿增长的长度：正常评为 0 分，中度评为 1 分，严重评为 2 分。

综合评分的最大分值为 10 分。分数越高，气道的困难程度越高。

8. 快速识别阻塞性睡眠呼吸暂停低通气综合征（obstructive sleep apnea hypopnea syndrome，OSAHS） 使用 STOP-BANG 问卷，此问卷由 8 个问题组成（表 5-2）。

表 5-2 **STOP-BANG 问卷**

① Snoring（打鼾）	打鼾时大声吗？（在隔壁房间也能听到，或者夜间打鼾会被床上的伴侣用手肘敲打）
② Tired（疲倦）	是否经常在日间感到疲倦、疲劳或昏昏欲睡（如开车时睡着）
③ Observed（被人察觉）	是否有人察觉到您在睡眠中出现呼吸暂停或窒息/喘息
④ Pressure（高血压）	是否患有高血压，是否正在接受高血压治疗
⑤ BMI（体重指数）	是否超过 35 kg/m^2
⑥ Age（年龄）	是否大于 50 岁
⑦ Neck size（颈围）	颈围是否大于 43 cm/ 男性，41 cm/ 女性？（测量喉结处的颈围长）
⑧ Gender（性别）	是否为男性

OSAHS 风险等级

低危	0～2 个题目回答"是"
中危	3～4 个题目回答"是"
高危	5～8 个题目回答"是"或①～④≥2 个+⑤/⑦/⑧中任一问题回答"是"

第二节 困难气道处理

一、困难气道的分类

困难气道表现为面罩通气困难、直接喉镜暴露困难、气管插管困难、气管插管失败和气管切开困难，或者两种以上情况都存在。

💡 **小贴士**

> 困难气道是由患者自身因素、临床环境以及操作者的管理技术三方面因素复杂作用的结果。

1. 面罩通气困难 麻醉医师无法采用纯氧和面罩正压通气使麻醉诱导前 $SpO_2 > 90\%$ 的患者在麻醉诱导后仍维持 $SpO_2 > 90\%$。与面罩通气充足但插管困难相比，不能通气是更加紧急的问题。需要特殊关注的是合并气道问题的各种综合征。面罩通气不足的体征包括胸廓起伏无或幅度小，呼吸音弱，伴有气道梗阻的体征如发绀或面色苍白，胃扩张，SpO_2 下降，CO_2 呼出过少，呼气流降低，呼气流量测定减小或消失以及伴随缺氧或高碳酸血症而出现的血流动力学变化（如高血压、心动过速、心律失常等）。

小贴士

面罩通气困难的独立危险因素：年龄＞55岁、体重指数＞26 kg/m²、面部胡须稠密、缺齿和打鼾史。

2. 直接喉镜显露困难　是指采用常规直接喉镜经多次尝试均不能显露声门的任何部分。在多数情况下，这相当于 Cormack 咽喉部结构分级的 Ⅲ～Ⅳ 级。

3. 气管插管困难　是指在合并或不合并气管病变的情况下，有经验的麻醉医师需要多次（＞3次）尝试方获得气管插管成功。经过多次气管插管操作仍无法将气管导管插入气管内称之为气管插管失败。另外还有气管切开困难。

二、困难气道的准备

1. 告知患者（或其家属）困难气道的危险和有关管理方案。

2. 确定周围至少有一位可以立即提供有效帮助的助手来共同管理困难气道。

3. 准备好有效实用的困难气道管理设备：处理困难气道前应准备困难气道推车或准备一个便携式的储物箱，内装处理困难气道的装置随时备用。包括以下工具和仪器：

（1）常规应用的各种式样和型号的直接喉镜片，包括一个硬质纤维喉镜。

（2）各种大小及分类的气管导管。

（3）气管插管引导工具，如半硬质短导芯、可通气的管芯、光棒及插管钳。

（4）各种大小及分类的喉罩、插管型喉罩和食管引流型喉罩。

（5）纤维光镜插管设备。

（6）逆行插管设备。

（7）紧急情况下建立无创气道通气的装置，例如食管–气管联合导管、中空的喷射通气探条、经气管喷射通气装置。

（8）在紧急情况下建立有创气道的设备（如环甲膜切开术）。

（9）呼气末二氧化碳监护仪。便携式储物箱内的装备还应该根据操作者的特殊要求、偏好及操作技术定制。

三、预期困难气道处理

1. 清醒气管插管

对于手术前预期困难插管的患者，多数麻醉医师选择镇静和表面麻醉下，在保留自主呼吸的情况下进行气管插管。原则上，无气管插管成功把握的操作者，不得轻易做全身麻醉诱导。如果清醒气管插管失败，可选择取消手术；如果能使用面罩进行满意的肺通气，也可选择全身麻醉诱导后气管插管；或者选择气管切开建立有创气道；或者在表面麻醉下将口周、面部、颈部的瘢痕松解后实施气管插管。清醒气管插管方案见图5-3。

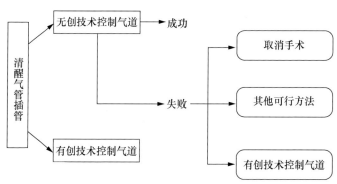

图 5-3　困难气道处理方案——清醒气管插管

虽然清醒气管插管能保证患者的安全，但是清醒气管插管会给患者带来痛苦和精神负担，尤其是需要反复手术的患者对麻醉和手术会产生恐惧，从而拒绝治疗。在张口受限、颈部僵直、颈前部皮肤瘢痕等情况下，不能进行充分的表面麻醉，不仅会给患者带来痛苦，而且在插管期间患者会出现挣扎，吞咽反射活跃而对抗插管工具靠近声门。对于不能合作的患者和年龄小于14岁的儿童，无法实施清醒下气管插管的操作。目前各种处理困难气道的新方法的出现如喉罩、食管–气管联合导管、经气管喷射通气技术，使得上述患者能够在全身麻醉下实施气管插管。

2. 全身麻醉后气管插管

在全身麻醉状态下实施气管插管，不仅可以减轻患者的恐惧和不良刺激，而且能使气管插管的条件改善，降低了困难插管的难度。也能使麻醉医师在安静的状态下从容地操作，更有利于气管插管的顺利插入。

在操作者熟练地掌握了各种经会厌下盲探气管插管技术后，对于无面罩通气困难、喉显露在Cormack咽喉部结构分级为Ⅱ级、Ⅲ级的患者，在充分的给氧去氮后，可在常规的全麻诱导后，给予肌肉松弛药物后实施气管插管。如果气管插管操作的困难程度大于术前预计程度，或气管插管失败，最佳的选择是保证面罩给氧，在自主呼吸恢复后，改用吸入麻醉或静脉麻醉下，保留自主呼吸下插管。

喉显露级别为Cormack咽喉部结构分级Ⅳ级的患者以及未充分掌握困难气道管理技术的操作者处理患者时，可使用全凭静脉麻醉或吸入全麻，麻醉深度控制在抑制吞咽反射，但自主呼吸没有被明显抑制状态。应选择停药后患者能够快速苏醒的药物。

四、手术前未能预知的困难气管插管的患者处理

术前评估为正常的气道，在麻醉诱导给予肌肉松弛药

物后有可能成为困难气道。或者术前没有进行详细的气道评估，给予麻醉诱导后，发现患者存在困难气道。一旦出现没有预期的困难气道，由于操作者没有充分的心理准备和工具准备，有时会出现慌乱，如果处理不及时，可能会导致严重的不良后果。

术前非预期的困难插管，如果能够进行满意的通气，可以使用操作者熟悉的各种气管插管技术进行处理，见气道管理方案（图5-4）。在处理过程中注意不能过长时间中断通气，要保证患者的氧合。如果试图在患者麻醉状态下进行气管插管，应由手术室中有经验的麻醉医师在场主持，以保证患者的生命安全。最佳的选择是辅助通气的同时，停止给予麻醉药物和肌肉松弛药物，必要时使用肌松拮抗药物，尽快恢复自主呼吸。对于出现胃胀气者，插入鼻胃引流管进行胃肠减压。患者苏醒后，在清醒状态下实施气管插管。

处理困难气管插管时，动作要轻柔、及时和准确。不应使用暴力，否则会造成气道组织损伤，包括牙齿脱落、碎裂、咽喉部软组织水肿、出血。一旦出现这些问题，气管插管会变得更加困难，原来通畅的气道会转变成阻塞型气道。困难气道引起的严重后果中，大多数是操作者反复尝试插管，使得气道组织水肿，进一步缩小了气道的内径，最终有可能完全梗阻，而出现危及患者生命的后果。对于屡次尝试气管插管屡次失败的患者，病情比较危急，此时咽后壁多数有血性的分泌物和组织水肿，喉部显露更加不清楚，除非有纤维光镜和熟练的操作者在场，否则应采取逆行气管插管技术或有创技术控制气道，或者取消手术。

五、CICV 或 CICO 的紧急处理

麻醉诱导后，如果面罩通气不能，且气管插管失败时，就是临床上遇到的紧急气道。这种情况如果持续 3～5 分钟

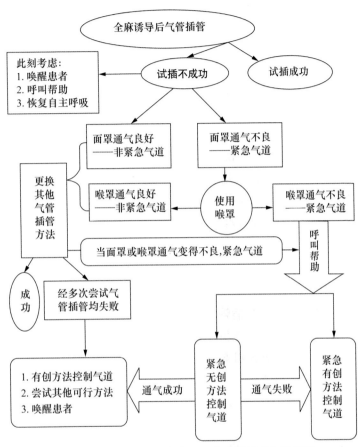

图 5-4　困难气道处理方案——全麻诱导后气管插管

就会导致患者脑缺氧甚至脑死亡。尽管这种情况十分危急，但是也应保持冷静头脑，按最新困难气道管理指南流程进行处理。处理措施包括无创和有创处理方式。

1. 无创处理措施　包括使用喉罩和食管-气管联合导管。喉罩置入操作技术简单，比面罩的通气效果确切。原则上，喉罩不能代替气管导管，即使是气管插管失败，不能面罩通气的患者能通过喉罩获得满意的通气。目前也有插管型喉罩，既可以解决紧急的通气问题，也可以在喉罩的引导下插入气管导管。插管型喉罩可以和纤维光镜联合使用引导气管插管。多数不能通气且插管失败的紧急气道在喉罩置入后，可转变为非紧急气道，保证了患者的通气。见气道管理方案（图5-4）。食管-气管联合导管属于紧急的气道处理措施，详细操作见本书第二章。

2. 有创处理措施　包括经气管喷射通气技术和气管切开或经环甲膜气管切开技术。目前市场上均有相应的一次性穿刺包或切开包。尤其是 2015 年英国非预期困难气道管理指南上提到的手术刀环甲膜切开技术更加简单安全。经过培训后，30 秒内能够完成环甲膜切开，改善氧合，解决紧急气道的急迫性。

 小贴士

> **其他无创气管插管方法**：更换其他硬质喉镜；喉罩引导气管插管；纤维光镜引导气管插管；插管芯或换管器引导气管插管；光棒引导气管插管；逆行气管插管；经鼻或口盲探气管插管。
>
> **有创方法**：气管切开术和手术刀环甲膜切开术。

六、困难气道的管理策略

处理困难气道之前预先用面罩进行氧合；整个处理困难气道的过程中都应积极寻找机会补充氧气。给氧方法包括经鼻导管、面罩、喉罩吸氧，气体吹入法或在尝试气管插管时进行喷射通气给氧。

困难气道管理策略共有以下四个方面：

1. 评估发生以下四种临床常见基本问题的可能性，是单独发生还是合并发生。这四种情况分别是：通气困难，气管插管困难，患者不能合作或合作困难，气管切开困难。

2. 根据评估结果考虑以下三种基本处理方法的相对临床优势及可行性。这三种处理方法包括选择清醒气管插管还是可以在全麻诱导后插管；使用无创技术开始气管插管还是直接使用有创技术；在尝试气管插管时保留自主呼吸还是消除自主呼吸。

3. 根据评估结果和可利用的困难气道管理工具，确定初步的或操作者偏好的方法。如评估结果是患者能够进行有效通气但可能气管插管困难，或者评估认为全麻诱导后插管可能出现 CICO 危及生命的情形时，初步可确定要进行清醒气管插管。

4. 确定首次尝试失败或计划方案不可行时的替换方法。要留有补救办法，维持通气氧合是困难气道管理的底线。所有处理困难插管和困难通气的计划方案，都要考虑患者特殊性，如小儿困难气道就没法进行清醒气管插管，而且也限制一些其他气道管理工具的使用。在局部麻醉或区域神经阻滞下实施手术对困难气道是一种可选的麻醉方法，但该方法并不代表确实解决了存在的困难气道问题，并且也不能省略需要预先制订困难插管的策略。

第三节　困难气道患者的拔管

对于这类患者的可行方法包括完全清醒后拔管，水肿或血肿解决后拔管，确认套囊放气时导管周围漏气（套囊－漏气试验）后拔管，或在导管内留置引导芯、纤维光镜或喷射通气芯。成年患者气管导管套囊放气后周围漏气提示声门水肿程度不会使拔管变得难以处理。更换为喉罩或拔管后置入喉罩是过渡拔管的最常用技术。对于困难气道患者的拔管应该是逐步进行并具有可控性，随时都能再次控制气道。

喉罩辅助拔管在某些情况下是有益的。这些情况包括防止肥胖患者上呼吸道梗阻；避免头部和颈部手术患者出现严重高血压和出血；头部和颈部游离皮瓣和皮肤移植手术后避免损伤新皮瓣；眼内手术避免面罩通气对眼的压迫；甲状腺切除术后为纤维光镜评估声带功能提供通道。置换喉罩应该在患者处于麻醉状态和肌松拮抗之前更换。除大型喉罩外，均可与气管导管共存于咽喉部。使用标准的手指推送技术或者握住喉罩柄，与胸部平行紧贴硬腭向头侧、向下方推进喉罩。然后终止麻醉，当自主呼吸恢复时拔出气管导管。当患者完全清醒并且对喉罩有反应时拔除喉罩。

喷射通气引导芯，是一种气道交换芯或探条。可通过喷射通气引导芯拔管。通气芯可留在气管内以利于再次插管。如果再次插管失败，患者可通过喷射通气芯进行通气氧合。

 小贴士

> 根据喷射通气芯上的长度标记，可将其置于气管下段。需要特别注意导管摆动引起的组织创伤或气体喷射引起的气压伤。近患者端 5 cm 内的一些侧孔可降低上述原因导致的组织创伤。

纤维光镜实施拔管或引导再次插管，可以评估气管、声门和声门上结构是否存在损伤。从带自封式隔膜的多功能接头处插入纤维光镜，通过气管导管至隆嵴上。将气管导管套囊放气后，缓慢拔至口咽部，然后将纤维光镜退至声门下。如发生明显的气道不通畅，可将纤维光镜再次推送至隆嵴上，气管导管再沿着纤维光镜插入到气管内。如果拔管后观察一段时间，无明显异常，可将纤维光镜退至声门上区，边退边检查口咽部的情况，如无异常即可自口腔内退出。

小贴士

当分泌物过多、呛咳、吞咽反射活跃或患者不能耐受时，往往会影响操作。所以操作时应保证患者有一定的镇静或较充分的表面麻醉，而且充分吸引口咽部和气道分泌物。

医源性原因和机械故障很少引起拔管困难或不能拔管。喉异常或咬管患者拔管时可能会出现问题。曾有套囊放气后拔管困难的报道，原因在于气管导管套囊皱褶受阻于声带下和困难插管引起的喉头水肿。也有气管导管被手术钢丝、缝合线和螺丝钉固定的报道。

困难气道的麻醉后注意事项

对证实存在困难气道的患者应该告知并做标志，以便将来再次麻醉时为患者实施最佳的气道管理。转运出手术室时应立即戴上临时手环或在医疗记录中标注，可以提醒随后进行诊疗的医护人员注意这类患者的特殊需要。

6 辅助通气氧合技术新进展

推荐学习对象及掌握程度：非急救医务人员（**了解**）；急救医务人员：麻醉医师（**熟悉**）、急诊科医师（**熟悉**）、ICU医师（**熟悉**）

氧气和能量（ATP）是细胞代谢所需两大重要物质。通气氧合是气道管理的出发点和落脚点。避免患者缺氧是临床诊疗过程最重要的安全保障。除了血液性缺氧（注意是否存在重度贫血）、循环性缺氧（注意是否存在低灌注）和组织中毒性缺氧（注意是否存在感染中毒）外，临床上，最常见的是张力性缺氧，即吸入氧浓度不足或通气不足（主要由气道梗阻引起的）导致的缺氧。我们有针对性的解决策略就是提高吸入氧浓度和实施改善气道梗阻的措施，这些方法有嗅物位开放气道，经鼻导管、面罩、声门上气道装置（口咽、鼻咽通气道，喉罩等）和气管插管吸氧。经鼻加湿快速吸入通气技术（transnasal humidified rapid insufflation ventilatory exchange，THRIVE）或在尝试气管插管时进行声门上喷射通气技术（supraglottic jet ventilation，SJV）是近几年较为热门的技术方法。

一、开放气道

开放气道包括自然气道辅助开放、人工气道置入开放和有创气道开放三种。

1. 自然气道辅助开放　这种方法最常用。无论是急救过程的心肺复苏、上呼吸道梗阻导致有效通气障碍，还是全麻诱导插管前，都需要进行自然气道辅助开放技术。患者平卧位时，尽量头后仰和下颌前移，即处于"嗅物位"状态（图 6-1）。理论上符合口轴、咽轴和喉轴三条直线接近重叠，有利于通气。但患者不能长时间处于"嗅物位"姿势。这种头位主要能引起三种生理改变：压迫颈脊神经根，导致恶心、呕吐，心率加快，血压升高；压迫椎动脉，使脑血流受阻，脑缺血，导致头晕、恶心、呕吐；颈椎周围组织疲劳损伤导致术后头颈部疼痛。有研究显示，"嗅物位"是导致术后非伤口性疼痛的重要原因之一。所以，改善通气氧合或人工气道入操作结束后应及时恢复头位，这一点容易被忽视，但很重要。对于肥胖患者，无论是"2015 英国成人非预期困难气道管理指南"还是"2017 中国肥胖患者麻醉管理专家共识"都建议头高斜坡位，即保持外耳道与胸骨切迹处于同一水平，上肢远离胸廓。头部垫高 10 cm 的传统方法反倒会加重肥胖患者上呼吸道梗阻（图 6-1A）；头高斜坡位有利于开放气道，提高通气氧合（图 6-1B）。

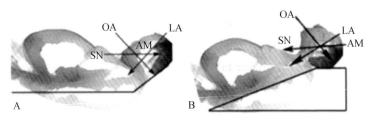

图 6-1　肥胖患者头位（"2017 中国肥胖患者麻醉管理专家共识"）。
A. 传统方法：头部垫高 **10 cm**；**B.** 指南推荐：头高斜坡位。**AM**，耳道；**LA**，咽轴线；**OA**，口轴线；**SN**，胸骨切迹

2. 人工气道置入开放 包括口咽、鼻咽通气道；喉罩和气管导管等。咽通气道近年来改进升级较大，包括声门上喷射通气导管等产品均在开放气道的基础上，为改善通气氧合增加一些功能，更有利于临床使用。喉罩的种类和工艺不断改进升级，越来越有利于临床气道管理。优质喉罩必须具备密封性好，具有防反流、误吸功能。"2015 年英国非预期困难气道管理指南"推荐三种二代喉罩，分别是 supreme 喉罩、proseal 喉罩和 i-gel 喉罩（图 6-2）。喉罩用于急救最大的优势是操作简单。非麻醉专业医师使用喉罩，3 ~ 5 秒一次试插成功率可达 80％，远高于一次性气管插管成功率 56％，为心肺复苏（CPR）的 3 分钟黄金时间赢得保障。

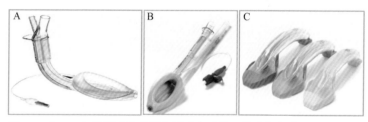

图 6-2 "2015 年英国成人非预期困难气道管理指南"推荐的二代喉罩。**A. supreme 喉罩，B. proseal 喉罩和 C. i-gel 喉罩**

气管导管也有了重大改进。先后出现加强型柔头微创气管导管（reinforced parker flex-tip tube）、可视双腔支气管导管（endobronchial tube with camera）、可视支气管堵塞管（endobronchial blocker tube with camera）等。加强型柔头微创气管导管增加了双侧 Murphy 孔（便于安全通气），导管尖端质地柔软且弯曲，即所谓的柔头，类似于静脉穿刺包中的导丝"pigtail"功效（降低对声门下的损伤），减少套囊至导管尖端的距离（节约材料，提高对声带的安全性）（图 6-3）。可视双腔支气管导管是把微型摄像头放置在导管的支气管分叉处，精准快速支气管定位，提供连续视图（图 6-4A）。可视支气管堵塞管是把微型摄像头放置在单腔气管导管前部，在可视下调整堵塞管，提供连续视图（图 6-4B）。人工通气道的改进，在加强通气氧合，减少并发症（术后咽痛、声音嘶哑）等方面，都大大提高了气道管理质量。

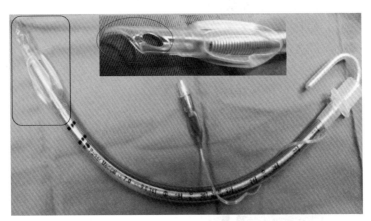

图 6-3　加强型柔头微创气管导管（广州维力）。增加了双侧 **Murphy** 孔，导管尖端质地柔软且弯曲，减少套囊至导管尖端的距离

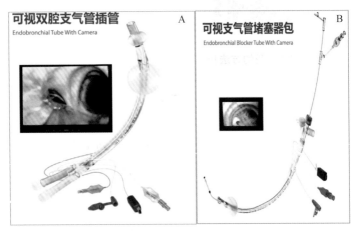

图 6-4　可视支气管导管。**A.** 可视双腔支气管导管；**B.** 可视支气管堵塞管（广州维力）

3. 有创气道开放 有创气道开放是指危重症患者抢救时无法用无创手段来解决有效通气问题，为紧急改善通气氧合不得不采取的技术方法。包括传统气管切开术、经皮气管切开术和手术刀环甲膜切开术。传统气管切开术对专科技术要求高，操作步骤复杂，创伤大，且容易受体位限制和场地制约，操作时间长。有文献报道气管切开切口总感染率达44%。经皮气管切开术在操作时间、切口长度、瘢痕面积、切口愈合时间、切口感染、皮下气肿和气管塌陷等并发症发生率方面明显优于传统气管切开术。但是对于麻醉医师来说，手术刀环甲膜切开术应该无疑是操作时间最短、最能快速改善通气氧合的技术方法。也是"2015年英国成人非预期困难气道管理指南"推荐的方法，操作关键点是确定环甲膜解剖位置（图 6-5）和尽量减少操作时间（图 6-6）。

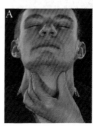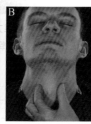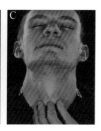

图 6-5 确定环甲膜的方法和手法（**"2015年英国成人非预期困难气道管理指南"**）

二、面罩吸氧

提高吸入氧浓度能够增强氧合状态。面罩吸氧是临床上最常用的方法。可以根据氧流量换算出患者吸入的大致氧浓度，吸入氧浓度(FiO_2)＝21%＋4×氧流量(L/min)%。吸入氧浓度可分为三个等级：低浓度吸氧，$FiO_2 < 30\%$；中浓度吸氧，FiO_2 在30%～50%；高浓度吸氧，$FiO_2 > 50\%$。临床上可根据患者病情需要选择合适的吸入氧浓度。但要警惕，

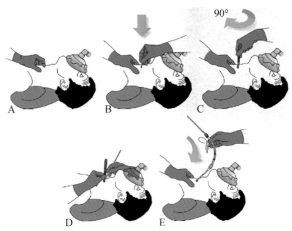

图 6-6　手术刀环甲膜切开术步骤示意图（"2015 年英国成人非预期困难气道管理指南"）

长时间应用面罩吸氧，有二氧化碳潴留的危险。对于病情不稳定患者面罩吸氧，要注意及时查血气，防止酸碱失衡。

三、加压面罩给氧

患者在呼吸减弱或没有呼吸时，可用加压面罩辅助或控制通气氧合。双手加压面罩手法根据操作时双手的形状分为两种："C-E 手法"和"V-E 手法"（图 6-7）。"C-E 手法"优势在于能增加面罩与患者面部的密封性；而"V-E 手法"则能使下颌前移，开放气道优势更明显，适用于肥胖等存在气道梗阻患者的通气氧合。

四、预给氧技术

预给氧主要通过提高功能残气量的氧含量增加身体氧储备。正常肺功能患者，以 5 L/min 的新鲜氧气流量，正常呼吸 3 min，即可达到最佳给氧效果。麻醉诱导前进行预给氧，可为人工气道置入赢得充分操作时间，即提高患者的安全窒息时间。预给氧后不同患者安全的窒息时间不同。安全的窒

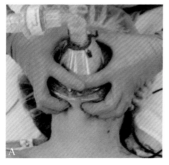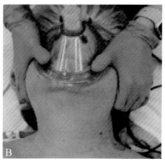

图 6-7 双手加压面罩给氧手法。A."C-E 手法"；B."V-E 手法"（"2017 中国肥胖患者麻醉管理专家共识"）

息时间也称去氧饱和度时间（oxygen saturation falling time, OSFT）。麻醉前评估 OSFT，对控制不同患者人工气道置入时间及方式非常重要（表 6-1）。

表 6-1 去氧饱和度时间

	SpO$_2$ 降至 90% 所需时间	SpO$_2$ 再降至 0% 所需时间
健康成人	8 min	2 min
肥胖患者	2.5 min	1 min
COPD 患者	5 min	—
学龄儿童	3.5 min	45 s
新生儿	2 min	25 s

窒息性氧合，也称无呼吸弥散氧合。其机制源于"弥散呼吸"（图 6-8），只要肺泡膜内外存在氧的压力梯度，氧就可以自由扩散的方式出入肺泡膜，进而增强氧合作用。

根据窒息性氧合原理，出现了经鼻加湿快速吸入通气（THRIVE）（图 6-9）。THRIVE 条件：高流量吸氧：30 ~ 70 L/min；开放气道；气体必须湿化处理；低驱动压；不能存在严重上呼吸道梗阻。THRIVE 优势在于提高吸入氧浓

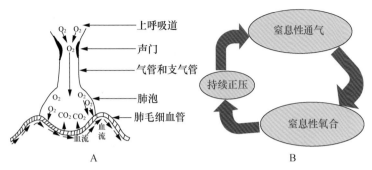

图 6-8　窒息性氧合原理。**A.** 高流量氧气通过气道抵达肺泡膜，形成压力梯度；**B.** 氧压力梯度产生持续正压，产生窒息性通气（弥散通气），达到窒息性氧合目的，移动的氧又为持续正压创造条件，如此循环，增强氧合作用

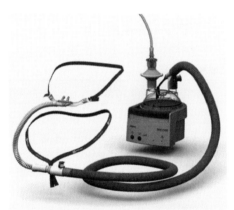

图 6-9　经鼻加湿快速吸入通气装置（**THRIVE.BJA，2015，115：629-632.**）

度，清除无效腔内的二氧化碳，气道内正压，冲刷解剖无效腔，提高肺的顺应性，降低上呼吸道梗阻程度。I.Ahmad 等观察发现利用 THRIVE 辅助氧合下，用插管软镜进行困难气道插管，平均耗时 17 分钟，但所有患者 SpO_2 均在 93% 以上。大大降低了因顾及氧合而反复操作的机会，降低操作性损伤，提高困难插管一次成功率。但是，对于肺弥散功能差的患者，THRIVE 效果并不明显。Fricke 教授认为 THRIVE

并不能提高慢性阻塞性肺疾病（chronic obstructive pulmonary disease，COPD）患者睡眠期间氧合问题，而且氧合效果与COPD 严重程度负相关。THRIVE 能降低 COPD 患者周围血管交感神经活动，这可能与其改善提高呼吸力学机制有关。

五、声门上喷射通气技术

1967 年，瑞典 Jostrand 等首先介绍了应用每分钟 60～100 次呼吸频率的通气技术，被称为高频正压通气（high frequency positive pressure ventilation，HFPPV）。后来 Klein 等对 HFPPV 又进行了技术改革，并将这个系统重新命名为高频喷射通气（high frequency jet ventilation，HFJV）。HFJV 成为一种维持通气的技术。应用这种技术是使迅速搏动或爆发的气体在低压下经过一个狭窄的喷射管而进入呼吸道。HFJV 有三个特点：开放系统、高频（＞60 次 / 分）和低潮气量。经气管喷射通气（transtracheal jet ventilation，TTJV）是 ASA 指南推荐的紧急气道管理抢救方式之一。但 TTJV 的气压伤发生率较高，一直困扰着麻醉医师。魏氏鼻咽喷射通气道（Wei's nasopharyngeal jet ventilation tube，WNJ，广州维力医疗器械股份有限公司）是在鼻咽通气道的基础上进行了改进，增加了两个侧孔，一个侧孔用于喷射通气，另一侧孔用于监测呼气末二氧化碳分压（end-tidal carbon dioxide partial pressure，$P_{ET}CO_2$）。优势为侧孔喷射通气，主孔溢气，降低气压伤；除观察胸廓起伏，还能监测 $P_{ET}CO_2$（图 6-10）。声门上喷射通气（supraglottic jet ventilation，SJV）特点是可作为紧急气道通气氧合，辅助通气氧合，通气系统更开放，并发症少、自主呼吸有无均可（图 6-11）。苏殿三教授等观察发现患者在丙泊酚镇静下行无痛胃镜检查中使用 SJV 可降低缺氧发生率，不良反应小；声门上喷射通气具有良好的风险 / 效益比，可提高患者的安全性。

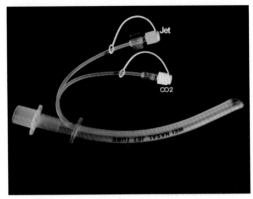

图 6-10　魏氏鼻咽喷射通气道（WNJ、BJA，2017，119：158-166.）。两侧孔：一用于喷射通气（jet）；二用来监测 CO_2（$P_{ET}CO_2$）

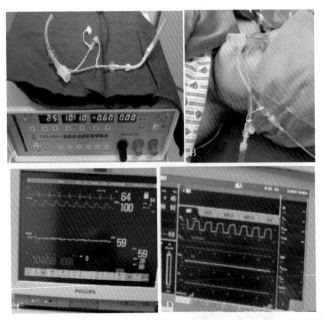

图 6-11　用魏氏鼻咽喷射通气道（WEJ）进行声门上喷射通气（SJV）。A. 自动喷射通气机与 WEJ；B. 经鼻腔置入 WEJ，与喷射通气机、监测 $ETCO_2$ 的接头连接；C. 维持 SpO_2 为 100%；D. 有无呼吸均可，连续不递减的 CO_2 矩形波

六、超声评估气道安全进展

Sellick 手法是指在环状软骨的前方施加压力（用拇指和示指），使环状软骨向后移动压迫后方的食管，阻止胃内容物反流进入口咽部。之所以会发生反流，是因为胃内存在超量内容物，而且胃内压增高，食管上括约肌张力下降导致或是本身存在胃食管反流疾病。胃内压增高源于超量胃内容物，还有加压面罩预给氧时压入胃内气体。所以，Sellick 手法有效的一个最重要原因就是加压面罩预给氧时减少了胃内进入气体。"2015 年英国成人非预期困难气道管理指南"建议 Sellick 手法由清醒患者 10 牛顿到患者失去意识增加到 30 牛顿。但实际超声成像显示气管和食管并非上下重叠关系，大多数成人的食管位于气管左后下方，似乎解释不了 Sellick 手法有效性（图 6-12）。一些支持 Sellick 手法的专家解释说压迫气管可以使颈部软组织张力增加，进而加压食管产生作用。目前指南仍支持 Sellick 手法，特别是对饱胃患者实行快速序贯诱导插管时，推荐使用的一种方法。

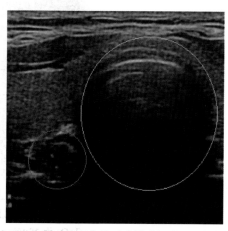

图 6-12　气管-食管成像超声关系（线阵探头，环状软骨横切面）

随着加速术后康复（enhanced recovery after surgery，ERAS）提出，术前禁水时间由原来的 4 小时更改为 2 小时。这样更能减少禁食水对患者身体内环境的不良影响。但对于患者麻醉过程中可能加大风险。疼痛、紧张和焦虑等术前一些因素可影响胃排空时间。因此，术前对患者胃排空情况进行评估很有必要。成人用突阵探头，采取剑突下矢状面，胃窦部超声图像的定位一般可根据肝左叶、肠系膜上动脉和腹主动脉作为解剖标志，测得横截面积（cross-sectional area，CSA）最小的部分。右侧卧位的 CSA 均较其他体位大。然后使用超声测量胃窦部分的前后径（craniocaudal diameter，CC）和头尾径（antero-posterior，AP），根据公式 CSA ＝（AP×CC×π）/4，计算出胃窦部横截面积（图 6-13）。测量应该在胃窦收缩间期。现阶段的多数研究 CSA 均包括浆膜层（AP 和 CC 测量的边界应设定在成像的最外侧）。根据公式：胃容积（ml）＝27.1＋14.6×CSA－1.28×年龄，估算出胃容积。有研究显示：若胃窦 CSA 大于 340 mm^2，其发生 0.4 ml/kg 误吸量的敏感度为 78%、特异度为 74%、发生 0.8 ml/kg 误吸量的敏感度为 91%、特异度为 71%；若胃窦 CSA 大于 410 mm^2，发生 0.4 ml/kg 误吸量的敏感度为 73%、特异度为 88%，发生 0.8 ml/kg 误吸量的敏感度为 85%、特异度为 80%。胃窦部横截面积能够反映整个胃的容积，是目前测量胃容积最基本参数。超声可以定性、定量地监测胃容积，为胃内状态提供强有力的证据支持，为围术期安全提供了很大的保障，能够在 ERAS 的开展中发挥重要的作用。

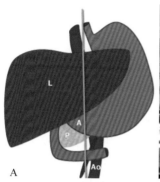
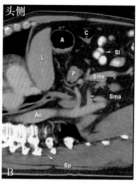

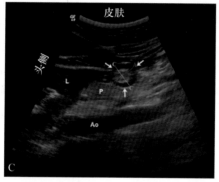

图 6-13　超声测量胃窦部横截面积。**A.** 解剖；**B.** 与解剖对应的超声结构；**C.** 实测的胃窦部横截面积（**AP** 为头尾径，**CC** 为前后径）。**L**，肝脏；**A**，胃窦；**P**，胰腺；**Ao**，主动脉；**Sma/v**，肠系膜上血管；**C**，结肠；**SI**，小肠；**Sp**，脊柱

7 困难气道管理查房

推荐学习对象及掌握程度：非急救医务人员（**了解**）；急救医务人员：麻醉医师（**掌握**）、急诊科医师（**熟悉**）、ICU医师（**熟悉**）

麻醉科困难气道管理查房水平能反映出各级医师团体迎接困难气道管理挑战的能力；是对困难气道认识、评估、管理的临床思维及实践的锻炼和培训；是对低年资医师气道管理教学提供更好的思路和范式；是对气道管理技术新进展、最新文献学习最好的形式。

角色分配：**A医师**：主任医师；**B医师**：副主任医师；**C医师**：主治医师；**D医师**：住院医师。每一级医师可有多位，文中可有不同标记（如A_1医师、A_2医师、A_3医师…其他级别的医师标记同前）。

任务分配：前一日由A_2医师筛选病例（拟于当日手术的患者）；前一日由D_1医师和C_1医师访视并负责该患者的麻醉；当日由D_1医师汇报病例；由C_1医师阐述气道管理要点及方案；B_1医师负责相关议题的指南、最新文献解读；所有医师就气道管理方案进行讨论；最后由A_2医师或A_1医师总结，结合理论高度和实践角度确定该病例气道管理方案和补救预案。

病例 1

时间：2018 年 ×× 月 ×× 日 7:50AM

地点：麻醉科示教室

D₁ 医师：汇报病例。患者，女，23 岁，身高 156 cm，体重 67 kg，BMI 为 27.5，因强直性脊柱炎 8 年且累及双侧膝关节，严重影响关节活动，不能行走 1 年余，拟行双侧膝关节置换术。既往史：8 年前诊断为强直性脊柱炎，不规律治疗，有过激素治疗史，具体药物不详，效果不明显。逐渐累及全身各关节（图 7-1A），1 年前不能行走，不能活动头颈（图 7-1B），张口受限（图 7-1C），每日进流食，生活质量严重下降。气道专科检查：张口度 2 cm，甲颏距离 5.5 cm，Mallampati 分级为 Ⅳ 级。实验室及辅助检查未见明确麻醉相关危险结果。

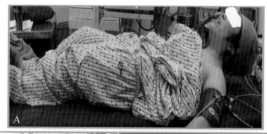

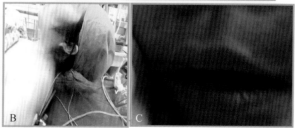

图 7-1　强直性脊柱炎患者。**A.** 全身关节受累；**B.** 头颈不能活动；**C.** 张口受限

C₁ 医师：气道管理方案有以下几种，请各位医师讨论：

方案 1：尝试超声引导下椎管内麻醉，骨科医师明确双膝关节手术可双侧同时做，手术时间大约 90 min，手术期间面罩吸氧（5 L/min），轻度镇静或不镇静。

方案 2：尝试超声引导下外周神经阻滞（双侧股神经＋双侧坐骨神经阻滞），手术期间面罩吸氧（5 L/min），轻度镇静或不镇静。

方案 3：切口局麻＋静脉全麻（右美托咪定＋瑞芬太尼），保留自主呼吸，备用 THRIVE 或 SJV。

方案 4：尝试喉罩通气下全身麻醉。

方案 5：尝试可视喉镜（Airtraq 喉镜）插管下全身麻醉。

方案 6：尝试纤维支气管镜（插管软镜）引导气管插管全身麻醉，经口，先镇静，如面罩通气不困难，可肌松后插管。

方案 7：尝试纤维支气管镜（插管软镜）引导气管插管全身麻醉，经鼻清醒插管，做好鼻腔表面麻醉，必要时加用环甲膜穿刺，气管内表面麻醉。

方案 8：直接气管切开，全身麻醉。

B₁ 医师：很显然，此病例属于困难气道，关键点在于如何进行围术期气道管理。择期手术让我们有充分时间考虑和探讨如何处理这样的困难气道，即预期性困难气道留给我们草拟方案和准备的时间。要做好补救方案，不能突破保证通气氧合的底线。从这个意义上说，一定不能将预期性困难气道由于操作尝试而演变为更为复杂的非预期性困难气道。也就是说，这个病例，我们应该主动处理气道问题，而不是选用其他麻醉方法，如果气道出了问题，我们再去处理，措手不及，风险大。所以我不同意方案 1、方案 2 和方案 3。此病例即使用超声辅助，椎管内麻醉穿刺也难以成功。即便椎管内麻醉成功，神经阻滞效果很好，静脉麻醉如何恰到好处地既不影响呼吸又安全镇痛，也不建议这样做。因为可能同时存在麻醉平面过高，局麻药的毒性反应以及反流、误吸或喉痉挛引起的呼吸抑制，有演变为非预期性困难气道的风险。

B_2 医师：患者存在张口困难，张口度是指大张口时上下中切牙切缘之间的距离。正常人的开口度为 3.7 ～ 4.5 cm；Ⅰ度张口困难：2.5 ～ 3.0 cm；Ⅱ度张口困难：1.2 ～ 2.0 cm；Ⅲ度张口困难小于 1.0 cm。此病例张口度只有 2 cm，属于Ⅱ度张口困难，"2015 年英国困难气道管理指南"推荐的三款二代喉罩（supreme、proseal 和 i-gel）都难以置入。因此不建议方案 4。

A_2 医师：困难气道处理原则永远都是先无创再有创。这也是临床上正常的诊疗思路。因此，不建议方案 8，直接进行有创气道的建立。"2015 年英国困难气道管理指南"虽然明确提出处理困难气道可视化技术优先，但此病例张口度只有 2 cm，且头颈不能活动，无论是哪一种可视喉镜都无法置入。因此，不建议方案 5。

A_3 医师：尝试纤维支气管镜（插管软镜）引导气管插管全身麻醉是一种万全之策，保留自主呼吸还是肌松后插管呢？一个关键点就是此病例是否存在面罩通气困难。"2017 中国困难气道管理指南"提出面罩通气危险因素包括年龄大于 50 岁；有打鼾病史的易致气道塌陷；有蓄络腮胡的易漏气；缺齿的易气道梗阻；肥胖（BMI > 26 kg/m^2）易致气道塌陷。所以，此病例还是保留自主呼吸为好。经口还是经鼻？以往经验和文献显示经鼻插管对头颈活动度要求要比经口低（图 7-2）。还有就是要做鼻腔的表面麻醉。文献和我们实践经验显示插管前 2% 利多卡因 4 ml 对咽喉部进行表面麻醉，然后用硬膜外导管通过纤维支气管镜（插管软镜）吸引通道对声门和声带下气管喷洒局麻药进行表面麻醉（图 7-3），可顺利完成保留自主呼吸经鼻纤维支气管镜（插管软镜）引导下气管插管。

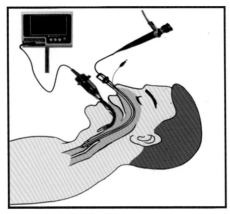

图 7-2　经鼻插管对头颈活动度要求要比经口低

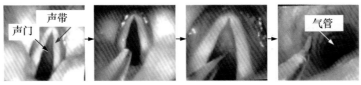

图 7-3　用硬膜外导管通过纤维支气管镜吸引通道对声门和声带下气管喷洒局麻药进行表面麻醉

A_1 医师：总结。我也建议保留自主呼吸经鼻纤维支气管镜（插管软镜）引导下气管插管。但是要备好 THRIVE 或 SJV，保证通气氧合才是最关键的。同时还要备好手术刀环甲膜切开操作包，打有准备的仗。如没有异议，请 C_1 医师和 D_1 医师按照我们今天讨论的共识进行气道管理。如有问题，请及时与 A_2 医师和 A_3 医师联系，寻求指导。

今天困难气道查房内容较丰富，但需要进一步学习的地方也很多，如困难气道的相关解剖知识、麻醉药物对呼吸的影响以及改善通气氧合的 THRIVE 或 SJV 技术等。特别是纤维支气管镜（插管软镜）引导气管插管，平时一定要加强模拟培训，提高使用的熟练程度。希望 C_1 医师和 D_1 医师术后及时提交查房执行汇报，认真总结，积累临床经验。

病例 2（文献学习）

时间：2018 年 ×× 月 ×× 日 7：50AM

地点：麻醉科示教室

主持：A_1 医师

A_1 **医师**：今天，我们一起学习一下 2017 年发表在 *Indian J Crit Care Med* 杂志上的一篇钝性创伤病例的气道管理文献（图 7-4）。旨在提高我们应对突发创伤患者的气道管理问题的能力，包括识别、评估、处理以及补救预案等，从而提高创伤救治团队整体治疗水平。下面先由 D_1 医师汇报一下病例。

Blunt Trauma Neck with Complete Tracheal Transection - A Diagnostic and Therapeutic Challenge to the Trauma Team

K. N. J. Prakash Raju, D. Anandhi, R. Surendar, Ashwith Shetty, Vinay R. Pandit

Department of Emergency Medicine and Trauma, Jawaharlal Institute of Postgraduate Medical Education and Research, Puducherry, India

Indian J Crit Care Med 2017;21:404-7

图 7-4　一起进行学习的文献

D_1 **医师**：患者，男，50 岁。90 分钟前发生道路交通事故（骑自行车时与迎面开来的汽车相撞，被撞飞到旁边的人行道上）。救护车将其送至医院。入院后，失去知觉，对疼痛刺激没有反应，气喘吁吁，桡动脉摸不到，心率 40 次 / 分钟，吸空气 SpO_2 为 46%。体表无创伤，但颈部、面部、胸部及腹部有明显的皮下气肿。球囊-面罩辅助通气氧合治疗。球囊-面罩辅助通气时，胸廓起伏不明显。为明确气道，改善通气氧合，拟行气管插管。静推 75 mg 氯胺酮，插入气管导管（ID7.5 mm），可见声门，气管导管前端过声门后无法继续推进，原地留置，用球囊-气管导管通气，可见颈部的皮下肺气肿随着每次呼吸的努力而增加，而氧合并未改善。

A_1 **医师**：院前急救时间太长了（90 分钟），这将严重影响预后！为什么看见声门而无法继续置入气管导管？为什么会出现皮下气肿？皮下气肿怎么诊断？

C₁医师：是不是气管导管过粗或是气道狭窄，还是气管损伤？皮下气肿提示通气道不完整，有破口，气流外溢至皮下等组织间隙，形成气肿。皮下气肿的诊断：以手按压皮肤，出现捻发感或握雪感。用听诊器可听到类似捻动头发的声音。颈、胸部皮下气肿多由于肺、气管或胸膜受损后，气体自病变部位逸出，积存于皮下所致。

B₁医师：成人气道最狭窄部位是声门，只要气管导管能过声门就能置入气管导管。如果气管内存在大量血液、分泌物或是胃内容物，只能造成通气梗阻而不是置管受阻。如果事故前患者存在气管内肿物大到不能置管的程度，患者应该早就因为喘憋症状而就医。所以，此病例根据目前汇报情况，唯一可能原因就是气管钝性损伤造成气管横断而失去通气道的通气作用。

B₂医师：诊断皮下气肿可以根据经验用手按压皮肤，出现捻发感或握雪感。用听诊器可听到类似捻动头发的声音。但最明确的，还是在X线或CT下诊断（图7-5）。本病例用球囊从气管导管给气而颈部皮下气肿增加，提示我们气管导管位置令人担忧，很可能已突破气管断端进入颈部软组织内，随着通气而加重皮下气肿的程度。

D₁医师：（继续汇报）这时开始怀疑喉部的气管损伤，准备做有创气道通气。确定解剖标志物后，用20号手术刀片行环甲膜切开术。解剖后发现气管导管尖端位于气管外，环气管水平完整横断。用镊子夹住气管下端，通过气管远端插入新的气管导管，气管导管套囊充气，患者开始有效通气（图7-6）。

A₁医师：没有用纤维支气管镜来检查一下气管的完整性是此病例第一大遗憾。用纤维支气管镜检查，使得诊断变简

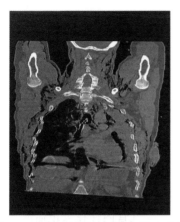

图 7-5　患者病情稳定后 CT 示患者颈胸部皮下气肿。同时明确气管损伤，双侧肋骨多处骨折，双侧气胸，左侧血胸伴纵隔气肿

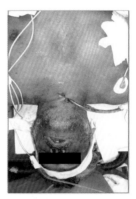

图 7-6　建立有创气道，开始有效通气

单，尽早完成有创气道的建立，减少缺氧时间，最终可能影响预后。及时诊断非常重要。如果从体格检查和影像学表现强烈怀疑气管横断，应进行纤维支气管镜检查、诊断和处理气管损伤。在无法或不能使用纤维支气管镜的情况下，凭借既往临床经验早期诊断气道损害、熟练的气道管理和及时的手术修复对良好的预后有其重要临床意义。

B₂ 医师：经查阅文献，目前观点认为有三种理论被用来描述气管和支气管的损伤。第一种是将气管支气管破裂与突然、有力的胸部压迫联系起来，即胸部前后径减小，横径增大。第二种理论认为声门闭锁压迫胸部和气管。第三种理论认为与机动车事故中的快速减速有关。肺在隆嵴处固定，而在胸膜腔内活动更大。快速减速产生剪切力，导致气管和支气管破裂。在目前的钝性创伤受害者群体中，这种损伤机制似乎是最符合逻辑的，他们中的大多数都与机动车事故有关。直接打击最容易损伤喉部软骨，而屈伸损伤最常与气管撕裂或喉气管分离有关。当气管受到挤压损伤时，可能是气管在柄部和脊柱之间受到挤压的结果。胸部钝性损伤可导致气管或支气管膜部垂直撕裂，通常在隆嵴上 2.5 cm 内。

A₁ 医师：颈部外伤患者气道管理的依据是临床对颈部气管损伤的高度怀疑。对未发现环状软骨损伤的患者进行气管插管的尝试可能是灾难性的。环状软骨受压或尝试通过气管插管可使环状软骨骨折、脱臼或完全破坏部分气管横切面，造成完全气道阻塞。**此病例就是最深刻的教训。**

D₁ 医师：（**继续汇报**）在气道安全的一分钟内，患者心电图出现电－机械分离。心肺复苏 4 分钟后，自主循环恢复（心率 120 次 / 分、SpO₂ 98%、血压 110/80 mmHg）。行双侧胸腔闭式引流术缓解张力性气胸。急诊术中发现甲状软骨线状、垂直方向骨折，环状软骨多发移位、碎片样骨折，气管环完全分离（图 7-7）。在第二气管环上完成所有裂隙段的吻合和气管末端的造口（图 7-8）。

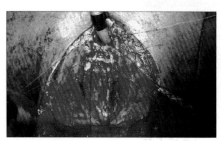

图 7-7　术中所见：甲状软骨骨折，环状软骨多发移位、碎片样骨折，气管环完全分离

B₁ 医师：在一项基于尸体解剖的大型研究中，1187名创伤患者，贝尔特森教授和霍维茨医师发现 33 名患者（0.03%）有气管或支气管损伤。其中 27 人在事故发生后立

即死亡，24 人受重伤。约 82%（27 例）患者当场死亡。在诊断气管或喉部损伤时，创伤医师应考虑损伤的机制、临床表现、外科肺气肿、声音的变化，如沙哑或刺耳、呼吸窘迫和咯血。有时皮下气肿或纵隔气肿是发现远端气管损伤的唯一体征，但气道的表现却是异常的正常。

D_1 医师：**（继续汇报）**格拉斯哥昏迷评分：24 小时内保持 $E1V_TM1$；第 2 天改善为 $E1V_TM2$；第 3 天再次恶化为 $E1V_TM1$（注：E、V、T、M 详见下文）。重复 CT 检查显示：弥漫性脑水肿伴多分水岭梗死，提示缺氧性脑损伤（图 7-9）。第 4 天，心脏骤停，最终死于缺氧缺血性脑病。

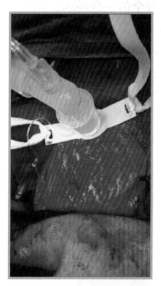

图 7-8　在第二气管环上完成所有裂隙段的吻合和气管末端的造口

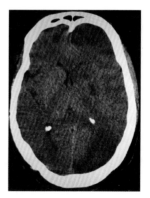

图 7-9　弥漫性脑水肿伴多分水岭梗死

C_1 医师：我们来学习一下格拉斯哥昏迷评分，通常用格拉斯哥昏迷指数来评估创伤患者的危重状态，包括睁眼反应、语言反应和肢体运动三个方面，三个方面的评估分数相加即为昏迷指数。

1. 睁眼反应（E, Eye opening）：4分，自然睁眼；3分，呼唤会睁眼；2分，有刺激或痛楚会睁眼；1分，对刺激无反应；C（closed）分，如因眼肿、骨折等不能睁眼。

2. 语言反应（V, Verbal response）：5分，说话有条理；4分，可应答，但有答非所问的情形；3分，可说出单字；2分，可发出声音；1分，无任何反应；T（tube）分，因气管插管或切开而无法正常发声；D（dysphasic）分，平素有言语障碍史。

3. 肢体运动（M, Motor response）：6分，可依指令动作；5分，施以刺激时，可定位出疼痛位置；4分，对疼痛刺激有反应，肢体会回缩；3分，对疼痛刺激有反应，肢体会弯曲；2分，对疼痛刺激有反应，肢体会伸直；1分，无任何反应。

昏迷程度判定：格拉斯哥昏迷评分法最高分为15分，表示意识清楚；12～14分为轻度意识障碍；9～11分为中度意识障碍；8分以下为昏迷；分数越低则意识障碍越重。

B_2 医师：要加强对创伤患者气道的评估、再评估，至少有三方面需注意：1. 创伤相关的气道评估：是否有气道梗阻？是否继发于损伤？是否存在意识障碍？是否存在创伤组织进行性压迫气道？是否存在或潜在创伤后误吸？2. 系统疾病相关的气道评估：如是否存在肥胖、风湿疾病以及Klippel-Feil综合征、Pierre Robin综合征等已明确的困难气道；内分泌系统疾病，如巨大甲状腺肿压迫气管移位或狭窄等；感染性疾病，如扁桃体脓肿，肌松后可完全阻塞气道等。3. 气道解剖学评估：张口度、甲颏距离、下颌骨水平距离、Mallampati分级等。

B_1 医师：要充分掌握创伤患者气道管理的CHANNEL原则（图7-10）。

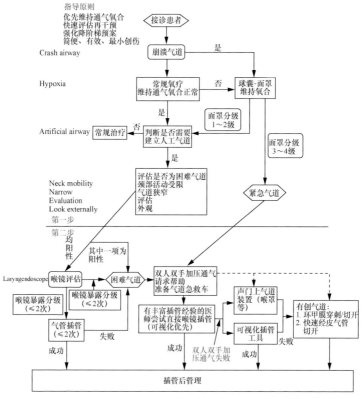

图 7-10　急诊气道管理临床决策流程

A₁ 医师：（总结）气管或（和）支气管损伤的死亡率高，多数患者当场死亡。活着到达医院的创伤患者的预后取决于患者临床生命体征的稳定性和相关的损伤。气管支气管损伤是应该最先考虑的诊断。气道的及时管理是预测临床疗效的关键。适当的院前气道管理、尽可能地改善通气氧合和胸腔穿刺闭式引流术等可明确提高严重创伤患者的预后。

参考文献

［1］熊利泽，邓小明 . 2017 版中国麻醉学指南与专家共识 . 人民卫生出版社，2017：46-56.

［2］Apfelbaum JL，Hagberg CA，Caplan RA，et al. American Society of Anesthesiologists Task Force on Management of the Difficult Airway. Practice guidelines for management of the difficult airway：an updated report by the American Society of Anesthesiologists Task Force on Management of the Difficult Airway. Anesthesiology，2013，118（2）：251-270.

［3］Frerk C，Mitchell VS，McNarry AF，et a1. Difficult Airway Society 2015 guidelines for management of unanticipated difficult intubation in adult. Br J Anaesth，2015，115（6）：827-848.

［4］Li CW，Li YD，Tian HT，et al. Dexmedetomidine midazolam versus Sufentanil-midazolam for Awake Fiberoptic Nasotracheal Intubation：A Randomized Double blind Study. Chin Med J，2015，128：3143-3148.

［5］Massimiliano Sorbello ，Flavia Petrini. Supraglottic Airway Devices：the Search for the Best Insertion Technique or the Time to Change Our Point of View? Turk J Anaesthesiol Reanim，2017，45：76-82.

［6］Sapna Annaji Nikhar，Ashima Sharma. Airway Management of Patients Undergoing Oral Cancer Surgery：A Retrospective Analysis of 156 Patients. Turk J Anaesthesiol Reanim，2017，45：108-111.

［7］Asai T，Eguchi Y，Murao K，et a1. Intubating laryngeal mask for fibreoptic intubation-particularly useful during neck stabilization. Can J Anaesth，2000，47（9）：843-848.

［8］Langeron O，Semjen F，Bourgain JL，et a1. Comparision of the intubating laryngeal mask airway with the fiberoptic intubation in anticipated difficult airway management[J]. Anesthesiology，2001，94（6）：968-972.

［9］Law JA，Broemling N，Cooper RM，et a1. The difficult airway with recommendations for management-part l-difficult tracheal intubation encountered in an unconscious/induced patient [J]. Can J Anaesth，2013，60（11）：1089-1118.

［10］Marshall SD，Pandit JJ. Radical evolution：The 2015 Difficult Airway Society guidelines for managing unanticipated difficult or failed tracheal intubation. Anaesthesia，2016，71（2）：131-137.

［11］Cook TM，Woodall N，Frerk C. Major complications of airway management in the UK：results of the Fourth National Audit Project of the Royal College of Anaesthetists and the Difficult Airway Society. Part 1：anaesthesia. Br J Anaesth，2011，106（5）：617-631.

［12］Cook TM，Woodall N，Harper J，et a1. Major complications of airway management in the UK：results of the Fourth National Audit Project of the Royal CoHege of Anaesthetists and the Difficult Airway Society. Part 2：intensive care and emergency departments. Br J Anaesth，2011，106（5）：632-642.

［13］Popat M，Mitchell V，Dravid R，et a1. Difficult Airway Society Guidelines for the management of tracheal extubation. Anaesthesia，2012，67（3）：318-340.

［14］Gautam P，T. K. Gaul，N. Luthra. Prediction of difficult mask ventilation. Eur J Anaesthesiol，2005，22（8）：638-640.

［15］Practice guidelines for management of the difficult airway：an updated report by the American Society of Anesthesiologists Task Force on Management of the Difficult Airway. Anesthesiology，2003，98（5）：1269-1277.

［16］Kheterpal S，et al. Prediction and outcomes of impossible mask ventilation: a review of 50 000 anesthetics. Anesthesiology, 2009, 110 (4): 891-897.

[17] El-Orbany M, H. J. Woehlck. Difficult mask ventilation. Anesth Analg, 2009, 109 (6): 1870-1880.

[18] Kheterpal S, et al. Incidence and predictors of difficult and impossible mask ventilation. Anesthesiology, 2006, 105 (5): 885-891.

[19] Yildiz T. S, M. Solak, K. Toker. The incidence and risk factors of difficult mask ventilation. J Anesth, 2005, 19 (1): 7-11.

[20] Heinrich S, et al. Incidence and predictors of difficult laryngoscopy in 11219 pediatric anesthesia procedures. Paediatr Anaesth, 2012, 22 (8): 729-736.

[21] Ezri, T, et al. Increased body mass index per se is not a predictor of difficult laryngoscopy. Can J Anaesth, 2003, 50 (2): 179-183.

[22] Juvin, P, et al. Difficult tracheal intubation is more common in obese than in lean patients. Anesth Analg, 2003, 97 (2): 595-600.

[23] Nakazawa, K, et al. A case of difficult airway due to lingual tonsillar hypertrophy in a patient with Down's syndrome. Anesth Analg, 2003, 97 (3): 704-705.

[24] Ramamani M, et al. An uncommon cause of unanticipated difficult airway. Paediatr Anaesth, 2009, 19 (6): 643-645.

[25] Rose D. K., M. M. Cohen. The airway: problems and predictions in 18500 patients. Can J Anaesth, 1994, 41 (5): 372-383.

[26] Tremblay, M. H, et al. Poor visualization during direct laryngoscopy and high upper lip bite test score are predictors of difficult intubation with the GlideScope videolaryngoscope. Anesth Analg, 2008, 106 (5): 1495-1500.

[27] Bellhouse, P. Predicting difficult intubation. Br J Anaesth, 1991, 67 (4): 505.

[28] Aoi Y, et al. Pre-anesthetic evaluation can play a crucial role in the determination of airway management in a child with oropharyngeal tumor. J Anesth, 2006, 20 (3): 215-219.

[29] Murashima K., T. Fukutome. Jaw thrust manoeuvre for repositioning the epiglottis down folded by the ILM. Anaesthesia, 2000, 55 (9):

921-922.

[30] Murphy C., D. T. Wong. Airway management and oxygenation in obese patients. Can J Anaesth, 2013, 60（9）: 929-945.

[31] Nimmagadda U, M. R, Salem, G. J. Crystal. Pre-oxygenation: Physiologic Basis, Benefits, and Potential Risks. Anesth Analg, 2017, 124（2）: 507-517.

[32] Tanoubi I, D. P, Donati F. Optimizing preoxygenation in adults. Can J Anaesth, 2009, 56: 449-466.

[33] Cohn, A. I, M. H. Zornow. Awake endotracheal intubation in patients with cervical spine disease: a comparison of the Bullard laryngoscope and the fiberoptic bronchoscope. Anesth Analg, 1995, 81（6）: 1283-1286.

[34] Ovassapian A, et al. Awake fibreoptic intubation in the patient at high risk of aspiration. Br J Anaesth, 1989, 62（1）: 13-16.

[35] Priebe, H. J. Could 'safe practice' be compromising safe practice? Should anaesthetists have to demonstrate that face mask ventilation is possible before giving a neuromuscular blocker? Anaesthesia, 2008, 63（6）: 671-672.

[36] Warters R. D, et al. The effect of neuromuscular blockade on mask ventilation. Anaesthesia, 2011, 66（3）: 163-167.

[37] Ramachandran, S. K., S. Kheterpal. Difficult mask ventilation: does it matter? Anaesthesia, 2011, 66（2）: 40-44.

[38] L, k. R. Difficult Laryngoscopy made easy with a 'BURP'. Can J Anesth, 1993, 40（3）: 279-282.

[39] Joffe A. M, S. Hetzel, E. C. Liew. A two-handed jaw-thrust technique is superior to the one-handed 'EC-clamp' technique for mask ventilation in the apneic unconscious person. Anesthesiology, 2010, 113（4）: 873-879.

[40] Parmet, J. L, et al. The laryngeal mask airway reliably provides rescue ventilation in cases of unanticipated difficult tracheal intubation along with difficult mask ventilation. Anesth Analg, 1998, 87（3）: 661-665.

[41] Cook, T. M. and F. E. Kelly. Time to abandon the 'vintage' laryngeal

mask airway and adopt second-generation supraglottic airway devices as first choice. Br J Anaesth, 2015, 115（4）: 497-499.

［42］Frappier, J, et al. Airway management using the intubating laryngeal mask airway for the morbidly obese patient. Anesth Analg, 2003, 96（5）: 1510-1515.

［43］Bonnin, M, et al. Comparison of a propofol target-controlled infusion and inhalational sevoflurane for fibreoptic intubation under spontaneous ventilation. Acta Anaesthesiol Scand, 2007, 51（1）: 54-59.

［44］A, H. Percutaneous Emergency Oxygenation Strategies in the 'Can't Intubate, Can't Oxygenate' Scenario. Smashworks Editions, 2013.

［45］Ross-Anderson, D. J, C. Ferguson, A. Patel. Transtracheal jet ventilation in 50 patients with severe airway compromise and stridor. Br J Anaesth, 2011, 106（1）: 140-144.

［46］Ogilvie, L. Difficult Airway Society guidelines for the management of tracheal extubation. Anaesthesia, 2012, 67（11）: 1277-1278.

［47］Hubert V, Duwat A, Deransy R, et al. Effect of simulation training Oil compliance with difficult airway management algorithms, technical ability and skills retention for emergency cricothyrotomy. Anesthesiology, 2014, 120（4）: 999-1008.

［48］Badiger S, John M, Ahmad I. Optimizing oxygenation and intubation conditions during awake fibre-optic intubation using a high-flow nasal oxygen-delivery system. Br J Anaesth, 2015, 115（4）: 629-632.

［49］Kotwinski D, Paton L, Langford R. The role of high flow nasal oxygen therapy in anaesthesia. Br J Hosp Med(Lond),2018,79(11): 620-627.

［50］Lu Z, Chang W, Guo F. The Effect of High-Flow Nasal Oxygen Therapy on Postoperative Pulmonary Complications and Hospital Length of Stay in Postoperative Patients: A Systematic Review and Meta-Analysis. J Intensive Care Med, 2018, 39（1）: 133-136.

［51］Al-Mukhaini KS, Al-Rahbi NM. Noninvasive Ventilation andHigh-Flow Nasal Cannulae Therapy for Children with Acute Respiratory Failure: An overview. Sultan Qaboos Univ MedJ, 2018, 18（3）:

278-285.

［52］ Tan PCF, Millay OJ, Dennis AT. High-flow humidified nasal preoxygenation in pregnant women: a prospective observational study. Br J Anaesth, 2019, 122 (1): 86-91.

［53］ Wittenstein J, Ball L, Gama de Abreu M. High-flow nasal cannula oxygen therapy in patients undergoing thoracic surgery: current evidence and practice. Curr Opin Anaesthesiol, 2019, 32 (1): 44-49.

［54］ Y. Qin, H. F. Wei, D. S. Su. Supraglottic jet oxygenation and ventilation enhancesoxygenation during upper gastrointestinal endoscopyin patients sedated with propofol: a randomizedmulticentre clinical trial. Br J Anaesth, 2017, 119 (1): 158-166.

［55］ Qiaoyun Li, Ping Xie, Huafeng Wei. Supraglottic jet oxygenation and ventilation saved a patientwith 'cannot intubate and cannot ventilate' emergency difficult airway. J Anesth, 2017, 31: 144-147.

［56］ Jun Peng, Huafeng Wei, Shuling Peng. Supraglottic Jet Ventilation in Difficult Airway Management. The Journal of Emergency Medicine, 2012, 43 (2): 382-390.

［57］ K Fricke, H Schneider, L Grote, et al. Nasal high flow, but not supplemental O_2 reduces peripheral vascular sympathetic activity during sleep in COPD patients. International Journal of COPD, 2018, 13 (12): 3635-3643.

［58］ Raju KN, Anandhi D, Pandit VR, et al. Blunt trauma neck with complete tracheal transection-A diagnostic and therapeutic challenge to the trauma team. Indian J Crit Care Med, 2017, 21: 404-407.

［59］ Liu HH, Zhou T, Ma WH. Comparison between remifentanil and dexmedetomidine for sedation during modified awake fiberoptic intubation. Exp Ther Med, 2015, 9 (4): 1259-1264.

［60］ Wahal R. Temporo-mandibular joint ankylosis—The difficult airway. J Oral Biol Craniofac Res, 2015, 5 (2): 57-58.

［61］ Bouvet L, Mazoit JX, Chassart D, et al. Clinical assessment of the ultrasonographic measurement of antral area for estimating preoperative gastric content and volume. Anesthesiology, 2011, 114

（5）：1086-1092.

［62］PerlasA，Chan VW，LupuCM，et al. Ultrasound assessment of gastric content and volume. Anesthesiology，2009，7（111）：82-89.

［63］Van de Putte P，Perlas A. Ultrasound assessment of gastric content and volume. Br J Anaesth，2014，113（1）：12-22.

［64］Cubillos J，Tse C，Chan VW，et al. Bedside ultrasound assessment of gastric content：an observational study. Can J Anaesth，2012，59（4）：416-423.

附录 1　困难气道管理指南（2017）

（经授权允许使用。摘自：中华医学会麻醉学分会编 . 2017 版中国麻醉学指南与专家共识 . 北京：人民卫生出版社，2017）

马武华，邓晓明，左明章（负责人），田鸣，华震（共同执笔人），李娟，冷玉芳，易杰，高学（共同执笔人），鲍红光

中华医学会麻醉学分会专家组于 2013 年起草和制订了《困难气道管理指南》。在此基础上，我们结合近几年来临床知识、技术以及实践的更新，分析汇总了目前最新文献、专家意见、会议评论以及临床数据，修订并整理了 2017 版《困难气道管理指南》（以下简称"指南"）。**临床情况是复杂多变的，任何指南均不能完全涵盖，也非绝对的标准；在临床应用中，应结合具体情况，酌情参考具体应用。**

制定本指南的目的是指导气道管理者正确应对与管理临床中所遇到的困难气道，减少各种相关严重并发症的发生。本指南适用于麻醉科医师或麻醉科医师指导下进行麻醉护理与气道管理的医务人员。可应用于除婴幼儿以外的各年龄段的患者。

一、定义与分类

1. 困难气道：经过专业训练的有五年以上临床麻醉经验的麻醉科医师发生面罩通气困难或插管困难，或二者兼具的临床情况。

2. 困难面罩通气（difficult mask ventilation，DMV）：有经验的麻醉科医师在无他人帮助的情况下，经过多次或超过一分钟的努力，仍不能获得有效的面罩通气。根据通气的难易程度将面罩通气分为四级，1～2 级可获得良好通气，3～4 级为困难面罩通气（表 1）。

表 1　面罩通气分级

分级	定义	描述
1 级	通气顺畅	仰卧嗅花位，单手扣面罩即可获得良好通气
2 级	轻微受阻	置入口咽和（或）鼻咽通气道单手扣面罩；或单人双手托下颌扣紧面罩同时打开机械通气，即可获得良好通气
3 级	显著受阻	以上方法无法获得良好通气，需要双人加压辅助通气，能够维持 $SpO_2 \geqslant 90\%$
4 级	通气失败	双人加压辅助通气下不能维持 $SpO_2 \geqslant 90\%$

3. 困难喉镜显露：直接喉镜经过三次以上努力仍不能看到声带的任何部分。

4. 困难气管插管（difficult intubation，DI）：无论存在或不存在气道病理改变，有经验的麻醉科医师气管插管均需要三次以上努力。

5. 困难声门上通气工具（supraglottic airway device，SAD）**置入和通气**：无论是否存在气道病理改变，有经验的麻醉科医师 SAD 置入均需三次以上努力；或置入后，不能通气。

6. 困难有创气道建立：定位困难或颈前有创气道建立困

难，包括切开技术和穿刺技术。

7. 根据有无困难面罩通气将困难气道又分为非紧急气道和紧急气道：

（1）**非紧急气道**：仅有困难气管插管而无困难面罩通气。患者能够维持满意的通气和氧合，能够允许有充分的时间考虑其他建立气道的方法。

（2）**紧急气道**：只要存在困难面罩通气，无论是否合并困难气管插管，均属紧急气道。患者极易陷入缺氧状态，必须紧急建立气道。其中少数患者"既不能插管，也不能氧合（Can't Intubation，Can't Oxygenation，CICO）"，可导致气管切开、脑损伤和死亡等严重后果。

二、建立气道的工具和方法

用于困难气道的工具和方法有百余种之多，我们推荐最常用和公认的几种。将这些工具和方法分为处理非紧急气道和紧急气道的工具和方法。处理非紧急气道的目标是无创，而处理紧急气道的目的是挽救生命。麻醉科医师应遵循先无创后有创的原则建立气道。

1. 非紧急无创工具与方法

主要分为喉镜、气管导管和声门上通气工具（SAD）三类。

（1）**喉镜类**：分为直接喉镜和可视喉镜。

A. 直接喉镜：包括弯型镜片（Macintosh）和直型镜片（Miller）。选择合适的尺寸类型非常重要，必要时需更换不同尺寸类型的镜片和不同型号的喉镜柄。

B. 可视喉镜：包括 Glidescope、McGrath、C-Mac、Tosight 和 UE 可视喉镜等，不需要口、咽、喉三轴重叠，可有效改善声门显露，但一般需借助管芯，以防显露良好却插管失败。

（2）**经气管导管类**：包括管芯类、光棒、可视管芯、可视插管软镜四类。

A. **管芯类**：包括硬质管芯、可弯曲管芯以及插管探条（gum elastic bougie，GEB）。需喉镜辅助，方法简便，可提高插管成功率。

B. **光棒**：如 Lightwand 等，利用颈前软组织透光以及气管位置比食管更表浅的特性。优点是快速简便，可用于张口度小和头颈不能运动的患者。

C. **可视管芯**：如视可尼（Shikani）等，优点是结合了光棒和电子镜的优势，快捷可视。

D. **可视插管软镜**：包括纤维支气管镜和电子软镜。此方法能适合多种困难气道的情况，尤其是清醒镇静表面麻醉下的气管插管，但一般不适合紧急气道，操作需经一定的训练。

（3）**声门上通气工具**（SAD）：包括喉罩、插管型喉罩、喉管以及其他。

A. **喉罩**（laryngeal mask airway，LMA）：包括一代喉罩和二点喉罩。一代喉罩（LMA-Classic）因其密封性差，且反流误吸风险高，在临床应用已越来越少。二代喉罩为胃食管引流管型喉罩（双管喉罩）、ProSeal 喉罩（LMA-ProSeal）、Supreme 喉罩（LMA-Supreme）和 i-gel 喉罩是应用最广泛的二代喉罩。特点为置入成功率高，既可改善通气，也可代替气管插管维持气道。

B. **插管型喉罩**：常用的有 Fastrach 喉罩（LMA-Fastrach）、Cookgas 喉罩（Cookgas air-Q）、Ambu 喉罩（Ambu Aura-i）和鸣人插管型喉罩等。插管型喉罩的优点是可同时解决困难通气与困难气管插管，插管成功率高，但受患者张口度限制。

C. **喉管**（laryngeal tube，LT）：套囊封闭咽腔与食管开

口从而进行通气，置入简便，损伤较轻。

D.**其他**：SLIPA 等声门上工具，免充气型，置入成功率高。

（4）**其他方法**：经鼻盲探气管插管也是临床可行的气道处理方法，其优点是无需特殊设备，适用于张口困难或口咽腔手术需行经鼻气管插管者。

2. 非紧急有创工具与方法

（1）**逆行气管插管**：适用于普通喉镜、喉罩、可视插管软镜等插管失败，颈椎不稳、颌面外伤或解剖异常者可根据情况选择使用。

（2）**气管切开术**：使用气管切开术专用工具套装，创伤虽比手术切开小，但仍大于其他建立气道的方法且并发症较多，用时较长，只用于特定的患者，如喉肿瘤、上呼吸道巨大脓肿、气管食管上段破裂或穿孔以及其他建立气道方法失败又必须手术的病例。

3. 紧急无创工具与方法

发生紧急气道时要求迅速解决通气问题，保证患者的生命安全，为进一步建立气道和后续治疗创造条件。常用的紧急无创气道工具和方法包括以下几种。

（1）**双人加压辅助通气**：在嗅物位下置入口咽和（或）鼻咽通气道，由双人四手，用力托下颌扣面罩并加压通气。

（2）**再试一次气管插管**：有研究报道 77 例无法通气的患者，58 例喉镜显露分级 I ～ II 级，采用直接喉镜 3 次以内完成气管插管，因此，首次插管失败后再试一次气管插管仍然是可以考虑的方法，但应注意麻醉深度与肌松程度。

（3）**喉罩（LMA）**：既可以用于非紧急气道，也可以用于紧急气道。紧急情况下，应选择操作者最熟悉和最容易置入的喉罩。

（4）**喉管（LT）**：同 LMA 一样，既可以用于非紧急气道，也可以用于紧急气道。

（5）**食管–气管联合导管**（esophageal-tracheal combitube）：联合导管是一种双套囊和双管腔的导管，无论导管插入食管还是气管均可通气。

4.紧急有创工具与方法

（1）**环甲膜穿刺置管和经气管喷射通气**（transtracheal jet ventilation，TTJV）：用于声门上途径无法建立气道的紧急情况，喷射通气时必须保证患者的上呼吸道开放以确保气体可以排出。

（2）**经环甲膜穿刺通气**：采用环甲膜穿刺套件，导管直径为 4 mm，经环甲膜穿刺，可直接进行机械或手控通气。

（3）**经环甲膜切开通气（简称手术刀技术）**：紧急气道处理流程中的最终解决方案。操作虽然简便，但必须事先在模型上接受过训练才能迅速完成。

三、困难气道处理流程

困难气道处理流程强调麻醉前对患者进行充分的气道评估，从而判断气道类型；再依据气道类型选择麻醉诱导方式；在充分预充氧合的基础上，适当的麻醉深度、充分的肌肉松弛、首选可视喉镜或最熟悉的工具以保证首次插管成功率的最大化；如插管失败则立即行面罩通气，如面罩通气失败则推荐使用二代 SAD 通气，如面罩或 SAD 可以保证患者氧合则需仔细思考如何让患者安全地完成手术；如患者处于"既不能插管又不能氧合"时则需果断建立紧急有创气道通气，最终确保患者安全。按照困难气道处理流程图有目的、有准备、有步骤地预防和处理将显著增加患者的安全性（图 1）。

困难气道管理流程图（CSA2017）

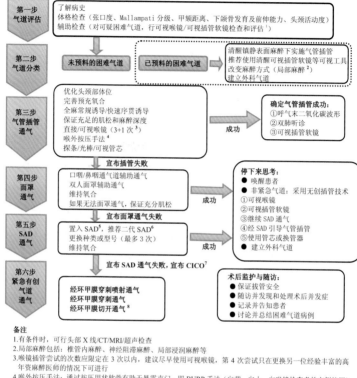

备注
1.有条件时，可行头部 X 线/CT/MRI/超声检查
2.局部麻醉包括：椎管内麻醉、神经阻滞麻醉、局部浸润麻醉等
3.喉镜插管尝试的次数应限定在 3 次以内，建议尽早使用可视喉镜，第 4 次尝试只在更换另一位经验丰富的高年资麻醉医师的情况下可进行
4.喉外按压手法：通过按压甲状软骨有助于暴露声门，即 BURP 手法（向背、向上、向喉镜检查者的右侧按压）
5.SAD：声门上通气装置，包括喉罩/插管喉罩/喉管
6.二代 SAD：胃食管引流型喉罩（双管喉罩）
7.CICO：既不插管又不能氧合
8.经环甲膜切开通气：指刀片+探条+气管导管法环甲膜切开通气

图 1　困难气道管理流程图

（一）充分的气道评估

核心内容：通过病史、体检和辅助检查进行充分的术前气道评估，关注患者发生反流的风险。

1.气道评估：充分的术前气道评估是及时发现困难气道，降低未预料困难气道发生的重要手段，也是正确处理困难气道，做好充分准备的前提。

（1）了解病史：术前访视患者，了解患者的一般情况、现病史及既往史，有助于困难气道的识别。询问患者既往手术史以及是否有困难气道的发生是一种简便有效的方法，如果可以获取既往手术麻醉记录单，应注意气道管理方法以及是否有困难气道等特殊情况发生的记录。研究发现，年龄（＞55岁）、BMI＞26 kg/m^2、打鼾病史、蓄络腮胡和无牙是面罩通气困难的独立危险因素。喉镜显露困难和插管困难与患者的下述特征有关：年龄（＞55岁）、BMI＞26 kg/m^2、牙齿异常、睡眠呼吸暂停综合征和打鼾病史。某些先天或后天的疾病，例如强直性脊柱炎、类风湿性关节炎、退化性骨关节炎、会厌炎、肢端肥大症、病态肥胖、声门下狭窄、甲状腺或扁桃体肿大、纵隔肿物、咽喉部肿瘤、咽部手术史、放疗史、烧伤、Klippel-Feil综合征、Goldenhar综合征、Turner综合征、Treacher-Collins综合征、Pierre Robin综合征和Down综合征同样也会影响喉镜显露和气管插管。

（2）**体格检查**：头颈部的解剖特点与困难气道发生密切相关，应通过体格检查来发现气道病理或解剖异常。具体检查内容包括：上门齿的长度、自然状态下闭口时上下切牙的关系、下颌骨的发育和前伸能力、张口度、咽部结构分级（改良的Mallampati分级，表2）、上腭的形状、下颌空间顺应性、甲颏距离、颈长和颈围、头颈活动度、喉镜显露分级（表3）。其中，Mallampati分级Ⅲ或Ⅳ级、下颌前伸能力受限、甲颏距离过短（＜6 cm）等是面罩通气困难的独立危险因素（表4）。

表2　改良的Mallampati分级

分级	观察到的结构
Ⅰ级	可见软腭、咽腔、悬雍垂、咽腭弓
Ⅱ级	可见软腭、咽腔、悬雍垂
Ⅲ级	仅见软腭、悬雍垂基底部
Ⅳ级	看不见软腭

表3　术前气道评估体格检查内容

体格检查内容	提示困难气道表现
上门齿的长度	较长
自然状态下闭口时上下切牙的关系	上切牙在下切牙之前
下颌前伸时上下切牙的关系	不能使下切牙伸至上切牙之前
张口度	小于3 cm
改良的 Mallampati 分级	＞2级
上腭的形状	高拱形或非常窄
下颌空间顺应性	僵硬、弹性小或有肿物占位
甲颏距离	小于三横指
颈长	短
颈围	粗
头颈活动度	下颌不能接触胸壁，或不能颈伸

表4　喉镜显露分级

Cormack 和 Lehane 把喉镜显露声门的难易程度分为四级

分级	可见到的结构
Ⅰ级	可见大部分声门
Ⅱ级	可见声门的后缘
Ⅲ级	只见会厌
Ⅳ级	看不到会厌

（3）辅助检查：了解病史并进行体格检查后，对怀疑有困难气道的患者，可以使用辅助检查帮助诊断。超声、X线、CT和MRI等有助于识别气管偏移、颈椎疾病等一部分先天或后天可以导致困难气道的疾病。对于具有高危因素的可疑困难气道患者，推荐在清醒镇静表面麻醉下行可视喉镜或可视插管软镜等工具的检查与评估，明确喉镜显露分级。辅助

检查不常规应用于正常气道的评估，仅推荐用于怀疑或确定有困难气道的患者。

以上各种方法预测困难气道具有一定的特异性和敏感性，但单一方法还不能预测所有的困难气道，临床上应综合应用。正确地评估气道，可以帮助麻醉科医师在麻醉和气道管理前更加明确地识别出更多的困难气道，以便做好充足的准备。

在评估患者气道的同时也必须要关注患者发生反流、误吸的风险（包括饱胃状态、食管反流病史、胃排空延迟相关疾病等），以早期采取措施预防反流、误吸的发生。

（二）明确气道分类与术前准备

核心内容：明确气道分类，进行充分的术前准备，可疑困难气道患者进行可视喉镜或插管软镜检查评估。

1. 气道的分类

通过麻醉前的气道评估情况将困难气道分为已预料的困难气道和未预料的困难气道。气道分类的意义在于理清气道处理思路，针对不同气道类型选择针对性的处理流程并做好相应的准备，以提高患者在气道处理过程中的安全性。

（1）已预料的困难气道：包括明确的困难气道和可疑的困难气道，前者包括明确困难气道史、严重烧伤瘢痕、重度阻塞性睡眠呼吸暂停综合征、严重先天发育不良等，后者为仅评估存在困难危险因素者。两者的判断根据患者实际情况及操作者自身的技术水平而定，具有一定的主观性。可疑困难气道可通过在手术室内麻醉诱导前行可视喉镜或可视插管软镜等工具检查，进一步明确是否为困难气道。对已预料的困难气道患者，最重要的是维持患者的自主呼吸（氧合），预防发生紧急气道。

对于已预料的明确困难气道，处理方法包括：①采用清醒镇静表面麻醉下实施气管插管，推荐使用可视插管软镜等（如纤维支气管镜和电子软镜）可视工具；②改变麻醉方式，可采取椎管内麻醉、神经阻滞和局部浸润等局部麻醉方法完成手术；③建立外科气道。可由外科行择期气管切开术。

（2）未预料的困难气道：评估未发现困难气道危险因素的患者，其中极少数于全麻诱导后有发生困难气道的可能，需常备应对措施。

2. 应对困难气道的准备　当怀疑或预测患者会出现困难气道后，应做好充足的准备，使困难气道能够得到规避和及时的处理。具体准备工作包括：

（1）困难气道管理用具和设备的准备：每个麻醉科均应具有一系列的气道管理工具，包括：无创工具：直接喉镜（含不同尺寸和形状的喉镜片）、可视喉镜；经气管导管类：包括管芯类、光棒、可视管芯、纤维支气管镜或电子软镜；SAD（二代喉罩、插管喉罩、喉管等）；有创工具：非紧急处理工具（逆行气管插管）和紧急气道处理工具（如环甲膜穿刺置管和经气管喷射通气 TTJV、经环甲膜穿刺通气 Quicktrach、颈前外科气道建立装置等）。具体应用可结合科室情况与操作者的技术和偏好等具体情况选择。

（2）患者及家属知情同意：告知患者及家属麻醉过程中困难气道发生的可能，并解释遇到困难气道后的具体处理方案，让患者及家属有良好的心理准备并能积极配合，保证其知情权。

（3）人员准备：对于已预料的困难气道应进行术前讨论，在有经验医师或助手在场的情况下进行插管操作；出现非预料困难气道时，应立刻求助，有专业人员能够立刻赶到现场协助。

（4）反流、误吸高风险患者的准备：应在手术前常规禁食、禁饮；使用药物降低胃内 pH 值。对于严重的胃排空延迟或肠梗阻的患者，应放置胃管，麻醉处理同饱胃患者。

（三）做好充分准备的气管插管

核心内容：优化体位下的充分预充氧合，使用常规诱导或快速序贯诱导达到完善的肌松与适宜的麻醉深度，首选可视喉镜或最熟悉的工具使首次插管成功率最大化。在喉外按压手法与探条、光棒等辅助下均不能插管成功时，应限定插管次数，及时呼救，进行面罩通气。

1. 优化头颈部体位的预充氧合

患者适当的体位能够增加直接喉镜置入和气管插管的成功率。大多数患者采用直接喉镜（Macintosh 喉镜）时最好体位是颈部仰伸，头以寰枕关节为轴后仰，即鼻嗅物位。体位对于肥胖患者更为重要，应常规使用轻度头高脚低斜坡位，以保证外耳道水平齐平胸骨上切迹，这样能够在直接喉镜中提供更好的视野，改善气道开放和呼吸动力，促进呼吸暂停时的被动氧合。$20° \sim 25°$ 头部抬高体位和持续正压通气能够延缓肥胖患者出现缺氧的时间。

所有患者全麻诱导前均需预充氧合，通过吸入适当流量的纯氧来增加患者体内的氧储备。健康成人仅呼吸空气的情况下，$SpO_2 \geqslant 90\%$ 的呼吸暂停时间（安全无呼吸时间）仅为 $1 \sim 2$ min，而经过预充氧合安全无呼吸时间可以延长至 8 min。安全无呼吸时间对于保证麻醉诱导后无呼吸患者的插管安全尤为重要。对于大部分患者，新鲜气体流量（氧气）应超过静息分钟通气量（大约 5 L/min），以正常潮气量吸入纯氧 3 min 或 8 次/min 的深呼吸即可达到预充氧合的效果。理论上，最佳预充氧合是指呼气末氧浓度达到 $0.87 \sim 0.9$。$20° \sim 25°$ 头高位和正压通气有助于提高预充氧合的效果。对于危重和困难气道患者，推荐持续使用高流量温湿化鼻导管给氧（$15 \sim 70$ L/min）来改善预充氧合的效果。

2. 麻醉与诱导

主要包括清醒镇静表面麻醉气管插管、全麻常规诱导、快速序贯诱导等。依据气道类型而定，已预料的困难气道选择清醒镇静表面麻醉气管插管，未预料的困难气道的患者往往已选择快速序贯诱导或全麻常规诱导。

（1）清醒镇静表面麻醉气管插管：清醒状态下纤维支气管镜辅助插管在困难气道的患者中成功率高达 88% ～ 100%。清醒镇静表面麻醉包括患者准备、镇静镇痛和表面麻醉等环节。镇静镇痛的理想目标是使患者处于闭目安静、不痛、降低恶心、呕吐敏感性和遗忘，同时保留自主呼吸、能被随时唤醒又高度合作的状态。咪达唑仑、芬太尼、舒芬太尼和右美托咪定是常用的药物。

（2）全麻常规诱导：常用的诱导药物丙泊酚能够抑制喉反射，相较于其他药物能够提供更好的气道插管条件。肌松药有助于改善面罩通气，对于气道评估"正常"的患者和不能合作的患者，可以不常规测试面罩通气而直接全麻常规诱导。在尝试重复插管时确保患者已充分麻醉是非常重要的。如果出现插管困难，在没有充分的肌松的情况下不应进行下一步的插管尝试。

（3）快速序贯诱导：尽可能缩短从意识消失到气管插管的时间间隔。适用于：非困难气道的饱胃和急诊患者，也适用于面罩通气困难但插管不困难的患者。推荐使用芬太尼、丙泊酚和琥珀胆碱（1 mg/kg）或罗库溴铵（0.9 mg/kg）；在患者意识消失前，给予环状软骨向上向后方向的加压（10 牛顿），意识消失后为 30 牛顿，如面罩通气困难或置入 SAD 困难时，可以松开环状软骨加压；快速序贯诱导期间，通常不需要面罩通气，对于老年危重患者和儿童，可以采用面罩通气；对于困难插管患者，可首选可视喉镜。

3. 气管插管

插管工具和方法的选择依赖于外科手术、患者情况、麻醉科医师技能和偏好以及科室设备供应。合适的体位能够增加插管成功率，大多数患者插管最好的体位是嗅物位，肥胖患者则适宜斜坡位。插管过程中采用喉外按压手法能够改善喉镜的显露，该手法被称为 BURP 手法（麻醉科医师的右手可在颈部进行喉部按压的操作，向患者背部、向上、向喉镜检查者的右侧按压，以增加喉镜下声门的显露）。

在充分的麻醉深度和肌松条件下进行初次插管，推荐初次插管直接使用可视喉镜或操作者最熟悉的工具，以达到首次插管成功率的最大化。插管过程中可同时辅助喉外按压手法、探条、光棒、可视管芯等工具以提高插管成功率。

喉镜置入口腔即为一次喉镜尝试。每次尝试都应该在麻醉深度与肌松状态最优的情况下进行，因为反复尝试喉镜置入和气管插管与不良结局和发展为 CICO 的风险相关。不论麻醉科医师的经验水平如何，如遇困难，均应立即尽快寻求帮助。

插管过程中应注意操作动作轻柔，尽可能第一次插管尝试即成功。如果遇到插管困难，应改善一些利于成功的因素（包括患者的体位、插管工具、插管方法、肌松程度、人员等）。喉镜插管尝试的次数应限定在 3 次以内，第 4 次尝试（即：3 + 1 次）只能在更换为另一位经验丰富的高年资麻醉科医师的情况下才可进行。应尽早使用可视喉镜。

目前认为呼气末二氧化碳浓度监测是判断气管插管成功最可靠的方法。直视下气管导管进入声门、双肺听诊、可视插管软镜检查等也都是临床常用的判断方法。尽管有学者质疑双肺听诊的准确性，但此方法依然是我国目前最为普遍使用的判断方法，且可以通过此方法判断导管是否置入过深。

推荐行 3 + 1 次气管插管，期间需要根据患者的情况行面罩通气，保证患者的氧合；如 3 + 1 次气管插管失败，则宣布插管失败，暂停插管，立即面罩通气，保证患者的氧合。

（四）插管失败后的面罩通气

核心内容：口咽（鼻咽）通气道或双人加压辅助面罩通气，维持氧合，在充分肌松下进行面罩通气。

当气管插管"3 + 1"次不成功时，应宣布插管失败，立即行面罩通气维持氧合。大部分的患者经单手扣面罩即可获得良好通气。CE 手法是临床上最常用的一种单手扣面罩的方法。对于单手扣面罩不能获得良好通气的患者，可采用口咽和（或）鼻咽通气道配合单手扣面罩的方法，或采用双手托下颌扣面罩同时机械通气的方法。有研究证实双手托下颌较单手托下颌更为有效。如果以上方法仍不能维持良好通气，需要立即请求帮助，在嗅物位下置入口咽和（或）鼻咽通气道，由双人四手，用力托下颌扣面罩行双人加压辅助通气。嗅物位能够增加喉部空间，更易面罩通气。当麻醉不充分或者肌松不足时会增加面罩通气的难度，所以即使是面罩通气时也应特别注意麻醉深度与肌松状态。

如果面罩通气可以维持患者氧合，则此时为非紧急气道，操作者应停下来认真思考：是否可以采用其他无创插管技术再次尝试（包括可视喉镜、纤维支气管镜辅助下气管插管、经 SAD 通气或引导气管插管、使用管芯或换管器等）；是否需要唤醒患者；或恢复患者自主呼吸，建立外科有创气道。

如果双人加压辅助通气仍不能维持氧合，则继续寻求帮助，并立即宣布面罩通气失败，使用 SAD 通气，维持患者氧合。

（五）声门上通气工具（SAD）的置入和通气

核心内容：以维持氧合为目标的使用，推荐使用二代

SAD，限定置入次数不超过 3 次。

当双人加压辅助通气仍不能维持氧合，则立即宣布面罩通气失败，置入 SAD 进行通气，维持患者氧合。一项观察性研究显示喉罩可以在 94.1% 既不能插管也不能面罩通气的患者中恢复通气。研究已证实第二代 SAD 在困难气道管理中的重要性，其不仅可以改善大多数患者的通气情况，而且可以胃内减压，减少反流、误吸的风险，推荐所有麻醉科均应常规配备此类工具，且所有麻醉科医师都应该接受第二代 SAD 的使用培训。理想的 SAD 应该容易置入、密封性好、有通向食管和胃的引流管、可经 SAD 引导气管插管。目前应用和研究较多的有 ProSeal LMA、the LMA Supreme、i-gel 等。快速序贯诱导时可解除压迫环状软骨以保证 SAD 的顺利置入。SAD 置入困难时可更换型号或产品种类，但置入次数建议不超过 3 次。

成功置入 SAD（方法包括双侧胸廓起伏，双肺听诊，呼气末二氧化碳监测等），患者氧合得到保障时，应该停下来思考：①是否可以使用 SAD 通气，保障患者整个手术过程中的氧合并完成手术？②是否可通过 SAD 完成气管插管？③是否需要唤醒患者？④是否需要患者恢复自主呼吸后建立外科气道？患者因素、急诊手术、操作者的技巧都会影响最终的选择，但基本原则是保证通气，维持患者氧合，减少误吸风险。如果为非紧急手术，唤醒患者是第一选择。通过 SAD 插管仅适用于临床情况稳定、可通过 SAD 给氧、麻醉科医师熟练该项操作的情况，且气管置入的次数也需限制。研究表明，在困难气道的患者中，通过插管型喉罩进行插管的成功率达 74.1% ～ 100%。随着二代喉罩等 SAD 的不断普及，越来越多的手术可直接在喉罩全麻下完成而无需气管插管；但在特殊或紧急危及生命的情况下，用 SAD 维持麻醉被认为是一个高风险的选择。此时，气道已经被多次不成功的插管损伤，且在手术的过程中可能因为气道工具的移位进一步恶化，胃反流，气道肿胀或手术因素也造成危险。在很少的情况下，即使 SAD 可以维持患者通气，但也可能需要建立外科气道。

如果置入 SAD 已 3 次仍不能进行通气，维持患者氧合，则立即宣布 SAD 通气失败，患者处于"既不能插管，也不能氧合（CICO）"状态，迅速建立紧急有创气道，进行通气，确保患者氧合。

（六）紧急有创气道的建立

核心内容：无法进行通气与保证氧合时，建立紧急有创气道通气以确保氧合。

当宣布患者 CICO 时，如不立即处理将会出现缺氧性脑损伤甚至死亡，应立刻建立紧急有创气道。这项技术的成功运用取决于决定的时间、计划、准备及技术的掌握。麻醉科医师必须定期反复培训紧急有创气道建立的技术。充足的肌松有助于该技术的顺利完成。紧急有创气道通气包括：环甲膜穿刺置管和经气管喷射通气（TTJV）、经环甲膜穿刺通气、经环甲膜切开通气。

环甲膜穿刺置管和经气管喷射通气（TTJV）：采用套管针（13G 或 15G，长度 5 cm 或 7.5 cm）行环甲膜穿刺置管，将 TTJV 装置连接套管针，通过套管针行喷射通气；在使用过程中，要确保上呼吸道开放，可置入口咽通气道或鼻咽通气道，同时托起下颌骨。该技术在 2004 年的 ASA 困难气道指南中就被推荐，因为麻醉科医师更熟悉套管针技术。有人指出使用手术刀会延误下决定的时机，选择套管针能够更快地进行气道干预。但环甲膜穿刺置管和 TTJV 存在一些局限，例如需要高压气源，可能造成气道创伤；因为犹豫、位置不当或者套管针移位均会造成穿刺失败；另外高压气源并非在任何情况下都可以获得，且大部分麻醉科医师也不常规进行此操作。

经环甲膜穿刺通气：导管直径为 4 mm（如 Quicktrach 套装），经环甲膜穿刺，可直接进行机械或手控通气。使用时首先确定环甲膜位置，右手持穿刺套件由环甲膜处斜向后下方穿刺入气管。固定穿刺针芯，将外套管向前推入，拔出针芯，套囊充气后接麻醉机手控或机械通气。

经环甲膜切开通气（简称手术刀技术）：指刀片＋探条＋气管导管法环甲膜切开通气技术。2015 年困难气道学会（DAS）推荐使用手术刀环甲膜切开技术。首先喉外手法确认环甲膜位置，刀刃朝向操作者，在环甲膜做横切口，切开环甲膜，顺时针旋转刀片使刀刃朝向尾侧，探条贴刀片下缘潜入气管，气管导管（ID5.0 mm）顺探条导入气管，通气、套囊注气、通过呼出气二氧化碳波形确认导管位置，固定导管。在肥胖或者解剖变异的患者中推荐采用纵切口。

四、术后随访和注意事项

完整的困难气道处理过程包括气道的建立、患者自主呼吸的恢复以及后续的随访与处理。麻醉科医师要制订一套方案来保证拔管时的安全。理想的拔管方法应该是待患者自主呼吸完全恢复，在可控、分步且可逆的前提下拔除气管导管。麻醉科医师应评估、随访并处理经过困难气道处理后可能发生并发症的患者，应该在麻醉记录单中记录患者出现困难气道，并对其特征进行描述；同时有必要将以上信息告知患者或家属，为今后气道处理提供指导。任何一次困难插管、困难面罩通气、紧急有创气道、未预料的困难气道处理都应该认真复习、讨论和总结。

五、总结

气道管理不仅要求熟练掌握各种困难气道工具的使用，更重要的是要有冷静处理困难气道的正确思路。本专家共识以简明扼要的形式阐述了已预料的和未预料的困难气道的管理流程（图 1），并对以下几点做出了强调和创新：①麻醉与气道管理前对患者进行详尽的评估与充分的准备，对可疑困难气道患者建议使用辅助工具检查，在床旁或手术室内使用可视喉镜或可视插管软镜等工具进行评估，目的是最大限度地减少紧急气道，特别是"既不能插管，也不能氧合（CICO）"的发生；②强调了处理困难气道前的准备，包括气道管理工具、患者的准备和寻求帮助；③强调预充氧合以及整个气道管理过程中通气的重要性，以维持氧合为第一要务；④每次操作前均应保证充分的肌松和麻醉深度；⑤严格控制操作次数；⑥及时识别和宣布气道处理遇到的困难或失败；⑦在保证氧合的基础上，停下，思考是进是退；⑧对麻醉科医师反复、定期、规范地进行培训。需要说明的是不同专科患者的病理生理改变具有不同的特殊性，如产科、儿科、创伤、胸科等，这类患者困难气道的具体操作细节还需根据患者的特点及手术需求进一步完善，但总的处理原则可遵循本指南。总之，只有对患者充分的气道评估，准备好必备的气道管理工具，对困难气道有计划、有准备、有步骤地判断和处理，方可在处理困难气道时更加得心应手，使患者更加安全。

自检自测题

自测题（一）

一、单选题

1. 置入喉罩的障碍包括软腭、悬雍垂、咽扁桃体、口咽部角度、舌和会厌。为避开这些组织，并使喉部结构向前移动并容纳喉罩，应采取何种体位？（   ）

A. 颈枕尽量伸展的嗅物体位

B. 颈部屈曲

C. 无特殊体位

D. 平卧体位

2. 气管插管操作期间，喉镜在向前推进时，喉镜片应逐渐向中线推进指向会厌，一旦暴露会厌，弯喉镜片前端应置于：（   ）

A. 会厌喉面的下方　　　　B. 舌底部

C. 舌会厌反折中线处　　　D. 杓状软骨

3. 使用氧瞬得喉镜进行气管插管时，操作者首选站在患者的哪一侧？（   ）

A. 左侧　　　　　　　　　B. 右侧

C. 头侧　　　　　　　　　D. 任意一侧

4. 多数情况下，女性患者使用哪种型号的气管插管？
（　　）

　A. 内径 6.5 mm 导管

　B. 内径 7.5 mm 或 8.0 mm 导管

　C. 内径 6.0 mm 导管

　D. 内径 7.0 或 7.5 mm 导管

5. 多数情况下，男性患者使用哪种型号的气管插管？
（　　）

　A. 内径 6.5 mm 导管

　B. 内径 7.5 mm 或 8.0 mm 导管

　C. 内径 6.0 mm 导管

　D. 内径 7.0 或 7.5 mm 导管

6. 气管插管操作期间，在患者口腔张开后，操作者左手握持打开的喉镜。喉镜镜片自口腔哪一侧插入？（　　）

　A. 左侧　　　　　　　　　B. 右侧

　C. 正中间　　　　　　　　D. 任何一侧

二、多选题

1. 面罩通气不满意主要表现为（　　）

　A. 面罩密闭不严　　　　　B. 面罩周围过多的漏气

　C. 气体进出阻力小　　　　D. 气体进出阻力过大

2. 口咽通气道的插入操作较容易，但对清醒患者可能出现恶心、呕吐、呛咳、喉痉挛和支气管痉挛等反射，因此，只适用于（　　）

　A. 非清醒患者

　B. 麻醉深度恰当的患者

　C. 昏迷患者

　D. 必要时也可用于清醒患者

3. 一急性农药中毒患者来急诊室就诊，急诊医生拟行

洗胃治疗，但患者不予合作，为了挽救患者生命，需要气管插管后洗胃，在进行气管插管前需要考虑以下哪个问题：（　　）

A. 呕吐，误吸风险　　　　B. 是否给予镇静药物

C. 是否属于困难气道　　　D. 是否有活动的牙齿

4. 喉罩通气道的禁忌证包括相对禁忌证有：（　　）

A. 误吸风险高的患者

B. 声门或声门下梗阻、声门上的病理改变影响各结构位置

C. 仰卧位

D. 需要高气道压力通气

参考答案

一、单选题

1. A　2.C　3.C　4.D　5.B　6.B

二、多选题

1. ABD　2.ABC　3.ABCD　4.ABD

自测题（二）

一、单选题

1. 面罩通气期间，气道压力应控制在什么水平？（　　）如果用此压力不能使患者获得满意的肺通气，应及时寻找原因和正确处理

A. 15 mmHg　　　　　　B. 20 mmHg

C. 25 mmHg　　　　　　D. 30 mmHg

2. 体重在 50 ～ 70 kg 的成年人，可选择哪种型号的喉罩通气道？（　　）

A. 2 号   B. 3 号

C. 4 号   D. 5 号

3. 多数情况下，女性患者气管插管深度是多少？（   ）

A. 20 ~ 24 cm   B. 21 ~ 23 cm

C. 22 ~ 24 cm   D. 23 ~ 24 cm

4. 多数情况下，男性患者气管插管深度是多少？（   ）

A. 20 ~ 24 cm   B. 21 ~ 23 cm

C. 22 ~ 24 cm   D. 23 ~ 24 cm

5. 气管插管后，长时间带管时，尽量避免气囊过度膨胀变得十分重要。合理的充气量应该是既能防止漏气和误吸，又能控制囊内压，最佳的囊内压应该不超过多少压力？（   ）

A. 30 mmHg   B. 35 mmHg

C. 22 mmHg   D. 28 mmHg

6. 呼吸内科老年男性，因呼吸衰竭，拟行呼吸机治疗，因体重大，牙齿活动，下颌较小，使用直接喉镜进行气管插管两次均失败。此时应该：（   ）

A. 继续试插管

B. 使用口咽通气道或喉罩通气道保持患者的氧供，同时呼叫麻醉科进行会诊

C. 给予镇静药物以创造更好的插管条件

D. 先拔掉患者的牙齿

7. 如果患者属于困难气道并且饱胃，应采取何种气管插管方式？（   ）

A. 清醒气管插管

B. 给予大量镇静药物后插管

C. 下胃管后给予肌肉松弛药

D. 给予肌肉松弛药后插管

8. 对于反流、误吸风险高的患者，在为气管导管套囊充

气时，正确的操作应该是：（　　　）

　　A. 充气 10 ml　　　　　　　B. 充气 5 ml

　　C. 套囊无漏气充气技术　　　D. 可以不充气

　　9. 使用氧瞬得喉镜进行气管插管时，不能暴露声门的常见原因不包括哪种？（　　　）

　　A. 喉镜不在中线位　　　　　B. 舌体被推入咽部

　　C. 患者头不能后仰　　　　　D. 喉镜置入过深

　　10. 气管插管的深度应该是气管导管套囊进入声门后，继续向下推进 2 cm 后停止。若过深则容易进入哪一侧主支气管？（　　　）

　　A. 右主支气管

　　B. 左主支气管

　　C. 进入左、右主支气管机会均等

　　D. 取决于患者的体位

　　（11～14 题共用备选答案）

　　A. 口咽通气道和面罩正压通气

　　B. 气管插管

　　C. 喉罩通气道

　　D. 气管切开

　　11. 一患者呼吸、心搏骤停，值班医生在实施气道管理时，应首选以上何种气道管理措施？（　　　）

　　12. 在气管插管二次失败后，可选择口咽通气道和面罩正压通气，但是由于无足够的医护人员在场，为了达到更有效通气可采取何种处理？（　　　）

　　13. 如果患者为缺齿的瘦弱老人，在气管插管失败后，可选择何种气道处理措施？（　　　）

　　14. 上述的气道管理工具中，防止反流和误吸最好的工具是：（　　　）

（15 ～ 17 题共用题干）

神经内科重症监护室内一重症肌无力患者，男性，38 岁，身高 170 cm，体重 103 kg，既往有打鼾病史。因呼吸衰竭拟行呼吸机治疗。气管插管器械有口咽通气道、面罩、喉罩、简易呼吸器、直接喉镜和各种型号气管导管。患者躁动不安，不予合作。王医生到场后，在未给予任何药物情况下行气管内插管，插管两次均失败。给予咪达唑仑 5 mg 后，患者自主呼吸消失，医生反复进行插管，仍不能成功，期间并未积极给予通气。呼叫麻醉科医生，十分钟后插管成功。终因乏氧时间长，患者呈植物状态，一周后死亡。根据以上病例，请分析如下问题：

15. 给予镇静药后，如果王医生使用面罩给氧，发现双手托下颌出现面罩给氧困难，此时应该如何处理？（　　）

　　A. 呼叫帮助并不予任何处理

　　B. 改为单手托下颌

　　C. 拍打患者，试图唤醒

　　D. 给予口咽通气道

16. 该患者在给予镇静药物自主呼吸消失后，如选择喉罩通气道，可使用的型号为：（　　）

　　A. 3 号　　　　　　　　B. 4 号

　　C. 5 号　　　　　　　　D. 2 号

17. 对于困难气道患者，在第二次气管插管失败后，应考虑的问题是：（　　）

　　A. 继续进行气管插管

　　B. 寻找一切机会和使用其他器械进行通气和氧合

　　C. 给予肌肉松弛药物

　　D. 等待上级医生到场，不予任何处理

（18～21题共用备选答案）

A. 浅麻醉下诱发喉痉挛

B. 气管痉挛

C. 咽底部水肿

D. 昏迷引发的上呼吸道软组织梗阻

18. 在体位正确、托起下颌和面罩密闭良好时仍然不能通气的可能原因有很多，应该进一步评估后处理，上述可能原因中，哪一种可使用口咽通气道？（　　　）

19. 上述哪一种原因应使用气管切开？（　　　）

20. 上述哪一种原因需要给氧、消除刺激或给予静脉麻醉药和肌肉松弛药？（　　　）

21. 上述哪一种原因可使用喉罩通气道来解决气道问题？（　　　）

二、多选题

1. 纤维光镜引导下清醒气管插管的禁忌证有（　　　）

A. 患者不配合　　　　　　B. 医师经验缺乏

C. 打鼾病史　　　　　　　D. 上呼吸道大量出血

2. Klippel-Feil 综合征包括（　　　）

A. 短颈　　　　　　　　　B. 颈椎融合

C. 后发际线低　　　　　　D. 舌体肥大

3. 套囊无漏气充气技术适用于下列哪些情况？（　　　）

A. 误吸风险大　　　　　　B. 肺顺应性差

C. 使用呼气末正压通气　　D. 上消化道出血的患者

4. 经鼻加湿快速吸入通气（THRIVE）条件包括（　　　）

A. 高流量吸氧：30～70 L/min

B. 开放气道

C. 气体必须湿化处理

D. 低驱动压

5. 格拉斯哥昏迷指数来评估创伤患者的危重状态，包括哪几方面的评估（　　　　）

A. 睁眼反应　　　　　　　　B. 语言反应

C. 患者的记忆力　　　　　　D. 肢体运动

6. 面罩通气困难的独立风险因素包括：（　　　　）

A. 年龄＞55 岁　　　　　　　B. 体重指数＞26 kg/m^2

C. 牙齿缺失　　　　　　　　D. 打鼾史

7. 如果直接喉镜下显露的喉部结构欠佳，应采取喉外部压迫操作，使喉移位，往往可使喉显露分级提高一个级别。此操作是在颈部给甲状软骨施加如下哪三个方向的力：（　　　　）

A. 向颈椎方向施加向后的力　B. 向上移动喉部

C. 向左侧推压喉部　　　　　D. 向右侧推压喉部

8. 以下关于 Airtraq 窥喉镜的说法正确的是：（　　　　）

A. Airtraq 喉镜从口腔正中沿舌的正上方插入

B. 不需要口、咽和喉三轴线重合就可以看到声门

C. 需要提前 30 秒或更早时间打开 LED 光源

D. 尽可能保持在正中线位置推进 Airtraq 喉镜，同时保持上提镜片

9. 下列哪些方法可以判断气管导管有可能在气管内？（　　　　）

A. 肺部听诊呼吸音

B. 呼气末二氧化碳监测

C. 患者胃部无隆起

D. 气管导管内有随呼吸凝结和消散的水汽

10. 使用直接喉镜引导进行插管时，操作者不能站在患者的哪一侧？（　　　　）

A. 左侧　　　　　　　　　　B. 右侧

C. 头侧　　　　　　　　　　D. 任意一侧

三、判断对错

1. 经加压面罩给氧时，手指的压力应施予下颌骨组织，而不是气道的软组织，否则会造成气道梗阻。 （　　）

2. 如果面罩通气中仅靠托下颌和提颏法维持呼吸道通畅较为困难，常可用放置口咽和鼻咽通气道来协助维持呼吸道通畅。 （　　）

3. 口咽通气道的插入能有效地解决上呼吸道梗阻，可用于清醒患者。 （　　）

4. 压舌板或口咽通气道接触舌根部引起吞咽或恶心时，应推迟置入口咽通气道。 （　　）

5. 长时间安置口咽通气管的患者，在首次确认其位置后，无需定时检查其位置是否正确。 （　　）

6. 牙关紧闭的患者可置入鼻咽通气道，但是鼻腔需要特殊的处理。 （　　）

7. 受过培训但没有经验的急救人员更容易将喉罩置入到正确位置，但是，因为喉罩通气道不能有效地防止误吸，所以急救复苏时置入喉罩并不能挽救生命。 （　　）

8. 喉罩通气道不能用于气管插管失败后的紧急通气。 （　　）

9. 当气道压力 > 20 cmH_2O 时，经典型喉罩可能会漏气，因此对于需要高压力通气的患者不是使用适应证。 （　　）

10. 喉罩通气道既能防止误吸又能防止喉痉挛。 （　　）

11. 给气管导管套囊充气时，一般只需注入 5 ml 气体。 （　　）

12. 正常气管黏膜毛细血管平均动脉压为 32 mmHg，所以气管导管套囊充气后，囊内压应该小于 30 mmHg。 （　　）

13. 在成人气管插管时的体位，重要的是枕部垫高以屈曲颈部，同时伸展寰枕部，从而使咽轴、口轴和喉轴成一条

直线。 （ ）

14. 气管插管操作时，操作者可根据自己的习惯来选择使用左手或右手握持直接喉镜。 （ ）

15. 若置入直接喉镜时出现暴露声门困难，可以上颌的牙齿作为杠杆支点撬起喉镜。 （ ）

16. 对于声门暴露不良的患者，用右手按压甲状软骨有助于显露声门。 （ ）

17. 当使用直接喉镜进行气管插管时，若看不到会厌，则一定是喉镜片插入太浅。 （ ）

18. 气管插管时，在套囊完全进入声门前，操作者的视线不能从声门口移开。 （ ）

19. 对于气道水肿的患者，应在水肿解除后拔管或确认套囊放气时导管周围漏气（套囊-漏气试验）后拔管。

（ ）

20. 对于需要急救复苏的患者，在处理气道时，可不必考虑困难气道的问题，也无需制订气道管理计划。 （ ）

21. 应用氧瞬得窥喉镜进行气管插管时，声门暴露很清楚，但置入导管困难，此时应将整个窥喉镜轻微地向外退出，向上提起，再将气管导管插入。 （ ）

22. 在没有条件测定气管导管套囊内压时，指示气囊的硬度似额头样即可。 （ ）

参考答案

一、单项选择题

1. C　2. C　3. B　4. C　5. A　6. B　7. A　8. C
9. C　10. A　11. A　12. C　13. C　14. B　15. D
16. C　17. B　18. D　19. C　20. A　21. D

二、多项选择题

1. ABD　2. ABC　3. ABCD　4. ABCD　5. ABD

6. ABCD　7. ABD　8. ABCD　9. ABD　10. ABD

三、判断题

1. 对　2. 对　3. 错　4. 对　5. 错　6. 对　7. 错

8. 错　9. 对　10. 错　11. 错　12. 对　13. 对　14. 错

15. 错　16. 对　17. 错　18. 对　19. 对　20. 错　21. 对

22. 错